《实用临床药物治疗学》丛书

主任委员　吴永佩　金有豫
总 主 译　金有豫　韩 英

国家卫生健康委医院管理研究所药事管理研究部　组织翻译

APPLIED THERAPEUTICS
The Clinical Use of Drugs

实用临床药物治疗学
皮肤疾病

第 11 版

主　　　编　Caroline S. Zeind　Michael G. Carvalho
分 册 主 译　鲁 严 孟 玲
分 册 译 者　（按姓氏笔画排序）
　　　　　　丁高中　王华英　凌雨婷　熊喜喜
　　　　　　邹　颖　张　吉　徐华娥　房文通
分册负责单位　江苏省人民医院

人民卫生出版社

图书在版编目(CIP)数据

实用临床药物治疗学. 皮肤疾病/(美)卡罗琳·S. 扎因得(Caroline S. Zeind)主编;鲁严,孟玲主译
. —北京:人民卫生出版社,2020
ISBN 978-7-117-29507-9

Ⅰ. ①实… Ⅱ. ①卡…②鲁…③孟… Ⅲ. ①皮肤病
-药物疗法 Ⅳ. ①R453

中国版本图书馆 CIP 数据核字(2020)第 019662 号

人卫智网	www. ipmph. com	医学教育、学术、考试、健康,
		购书智慧智能综合服务平台
人卫官网	www. pmph. com	人卫官方资讯发布平台

版权所有,侵权必究!

图字:01-2018-6491

实用临床药物治疗学 皮肤疾病

分册主译:鲁 严 孟 玲
出版发行:人民卫生出版社(中继线 010-59780011)
地　　址:北京市朝阳区潘家园南里 19 号
邮　　编:100021
E - mail:pmph @ pmph. com
购书热线:010-59787592　010-59787584　010-65264830
印　　刷:北京顶佳世纪印刷有限公司
经　　销:新华书店
开　　本:889×1194　1/16　印张:5.5
字　　数:224 千字
版　　次:2020 年 3 月第 1 版　2020 年 3 月第 1 版第 1 次印刷
标准书号:ISBN 978-7-117-29507-9
定　　价:50.00 元
打击盗版举报电话:010-59787491　E - mail:WQ @ pmph. com
质量问题联系电话:010-59787234　E - mail:zhiliang @ pmph. com

《实用临床药物治疗学》（第 11 版）译委会

主任委员 吴永佩　金有豫

副主任委员 颜　青

总主译 金有豫　韩　英

副总主译 缪丽燕　吕迁洲　樊德厚　蒋学华

分册（篇）主译

第一篇	总论		蒋学华　杜晓冬
第二篇	心血管系统疾病		牟　燕　周聊生
第三篇	呼吸系统疾病		杨秀岭　蔡志刚
第四篇	消化系统疾病		韩　英
第五篇	肾脏疾病		缪丽燕　卢国元
第六篇	免疫失调		张雅敏　徐彦贵
第七篇	营养支持		吕迁洲
第八篇	皮肤疾病		鲁　严　孟　玲
第九篇	骨关节疾病		伍沪生　毛　璐
第十篇	妇女保健		赵　霞　张伶俐
第十一篇	内分泌系统疾病		梅　丹　邢小平
第十二篇	眼科疾病		王家伟
第十三篇	神经系统疾病		王长连　吴　钢
第十四篇	感染性疾病	夏培元	吕晓菊　杨　帆
第十五篇	精神疾病和物质滥用		姚贵忠　孙路路
第十六篇	肿瘤		杜　光　桂　玲
第十七篇	儿科疾病		徐　虹　李智平
第十八篇	老年疾病		封宇飞　胡　欣

《实用临床药物治疗学》为 *APPLIED THERA-PEUTICS：the Clinical Use of Drugs* 第 11 版的中译本。其第 8 版中译本曾以《临床药物治疗学》之名于 2007 年出版。

《实用临床药物治疗学》一书为临床药学的经典教材和参考书。其第 1 版由美国被誉为"药师对患者监护开拓者"（Pioneering the Pharmacists' Role in Patients Care）且 2010 年美国 Remington 荣誉奖获得者的著名药学家 Marry Anne Koda-Kimble 主编，于 1975 年作为教材面世，至今出版已 44 载，虽经多版修订，但始终未离其编写初衷：采用基于"案例"和"问题"进行教育的特点和方法，帮助学生掌握药物治疗学的基本知识；学生可从中学习到常见疾病的基本知识；培养学生解决问题的能力，以制定和实施合理的药物治疗方案；每个案例均融入各章的治疗关键概念和原则等。

为了表彰作者的贡献，其第 10 版书名首次被冠名为 "*Koda-Kimble & Young's Applied Therapeutics*"，以资纪念。

本版与第 8 版相比，其参加编写和每篇负责人的著名药学院校专家分别增为 214 人和 26 人。

本书第 11 版的章节数经调整后共 18 篇 110 章。与第 8 版的 101 章相比，增改了 9 章。各章内容均有所更新，特别是具有本书特点的"案例"和"问题"的数量，分别增至约 900 例和 2 800 多题，个别案例竟多达 12 题，甚至 18 题，从病情到治疗，由繁到简，环环丝扣，最终解释得清清楚楚。原版全书正文总面数达 2 288 面，堪称与时俱进的经典巨著。

当前，我国正处于深化医疗改革的阶段，医疗、医保和医药联动的改革工作任务甚重。特别是在开展"以患者为中心"的药学监护（Pharmaceutical Care）工作方面，我国药师无论是在数量还是质量方面，都有相当大的差距，任重而道远。因此本书的翻译出版，定将为药师学习提高专业实践技能，促进药师在医改进展中的服务能力起到重要作用。

为此，简略地回顾一下药师的发展历史，可能有助于读者更深刻地体会本书的特点、意义和价值。

第二次世界大战后，欧美各国家制药工业迅速发展，新药大量开发应用于临床。随着药品品种和使用的增加，药物不良反应也频繁发生，不合理用药加重，药物的不合理使用导致药源性疾病的增加，患者用药风险增大。同时，人类面临的疾病负担严峻，慢性病及其他疾病的药物应用问题也愈加复杂，医疗费用迅速增加，促进合理用药成为共同关注的问题，因而要求医院药学部门工作的转型、药师观念与职责的转变，要求药师能参与临床药物治疗管理，要求高等医药院校培养应用型临床药学专业人才，这就导致药学教育的改革。美国于 1957 年首先提出高等医药院校设置 6 年制临床药学专业 Pharm D. 培养计划，培养临床型药学专业技术人才。至今美国 135 所高等医药院校的药学教育总规模 90% 以上为 Pharm D. 专业教育；规定 Pharm D. 专业学位是在医院和社会药店上岗药师的唯一资格。并在医院建立学员毕业后以提高临床用药实践能力为主的住院药师规范化培训制度。

在此背景下，美国加州旧金山大学药学院临床药学系主任、著名的药学家 Marry Anne Koda-Kimble 主编了本书的第 1 版，作为培养新型药师的教材于 1975 年问世。本书第 1 版前言中指出"正是药师——受过高级培训、成为药物治疗专家，掌握药物的最新知识及了解发展动态、为患者和医师提供咨询，在合理使用药物、防止药物不良反应等方面——将起到关键作用"。美国的一些药学院校在课程设置方面增加了相应的内容，使药师能够胜任

"以患者为中心"参与临床药物治疗管理的工作职责。其后 40 年来,药师的教育和实践任务随着医疗保健工作的发展,在"以患者为中心"的基础上,不断地向临床药学、实践规范化和系统管理方面进行改革和提高。其中比较突出的有 3 位美国学者 Robert J. Cipolle(药师和教育学家)、Linda M. Strand(药师和教育学家)和 Peter C. Morley(医学人类学家和教育学家),作为一个团队,通过调查、研究、试点、总结而提出"药学监护"(Pharmaceutical Care)的理念(philosophy)、实践和规范(practice),指南(guide)以至"药物治疗管理"(Medication Therapy Management,MTM)系统。4 位专家的"革命"性变革,提高了药师在医疗保健中的地位及对其重要性的认识,促进了药师专业作用的发挥。因此 Robert J. Cipolle、Linda M. Strand 两人和 Koda-Kimble 分别于 1997 年和 2010 年获得美国药师协会颁发的代表药学专业领域最高荣誉的 Remington 奖章,对他们在药学专业领域所作的巨大贡献予以肯定和鼓励。

迄今,世界各国的药学教育和药师的工作重点和作用,也都先后向这方面转变。在我国也正在加速药学教育改革和医院药师职责的转变。本版第 1 章"药物治疗管理和治疗评估"(Medication Therapy Management and Assessment of Therapy)的内容,很适合我国药师的现状和需要。

有鉴于此,我们组织了本书的翻译,以飨读者。

本书的翻译工作由金有豫教授和吴永佩教授牵头,韩英、缪丽燕、吕迁洲、樊德厚、蒋学华等教授出任总译校审阅工作。由 23 家三级医院和药学院校有丰富理论和实际经验的药学、医学专家教授及部分临床药师近 200 人分别承担了 18 篇共 110 章的翻译、校译和审译工作,我们对各篇章译校专家所付出的辛勤劳动深表感谢。由于专业知识、翻译水平与经验的不足,难免有疏漏或不当之处,恳请专家和读者提出宝贵意见。

译委会

2019 年 10 月

距第 1 版《实用临床药物治疗学》出版已经 40 多年了，这期间健康卫生的蓝图发生了巨大的变革。虽然科技的巨大进步改变了个体化医疗，但我们也意识到在日益复杂的医疗保健服务系统中所面临的重大挑战。我们比以往任何时候都更需要具有批判性思维和可以运用解决问题技能来改善患者预后的卫生专业技术人员。

大约 40 年后，这本教科书的基本原则——以患者为中心，以案例为基础的学习方法——仍然是卫生专业教育的基石。我们的编者们列出了约 900 个案例来帮助读者在特定的临床环境中综合应用治疗学原则。我们也给卫生专业学生和实践者提供了简要的有关临床医师批判性的思维、解决问题的技能评估和解决治疗问题的思维方式。卫生专业的学生和实践者通过初步了解临床医师评估和解决治疗问题的思维来提升自身批判性思维和解决问题的能力。

熟悉本书过去版本的读者会注意到本书的整体设计与第 10 版一致，每章开头都包含了核心原则部分，提供了本章最重要的概括性信息。每个核心原则都定位于每章将被详细讨论的特定案例，关键性的参考文献和网站在每章结尾列出，每章所有的参考文献都可在网上看到。

基于过去版本中提供的基于案例学习的良好基础，第 11 版做了一些改变，以满足全球卫生专业教育工作者和学生不断变化的教育需求。主编们和编者们将美国医学研究所（Institute of Medicine，IOM）的 5 个核心能力，即以患者为中心的监护能力、跨学科团队的协作能力、基于循证证据的实践能力、质量改进技术的应用能力和信息技术的应用能力作为在书中提出案例研究和问题的主要框架。

此外，2016 年药学教育认证委员会（the Accreditation Council for Pharmacy Education，ACPE）认证标准、药学教育促进中心（the Center for the Advancement of Pharmacy Education，CAPE）教育成果和北美药剂师执照考试（the North American Pharmacist Licensure Examination，NAPLEX）修订版的能力声明作为编写团队和编者们设计编撰第 11 版的指导方针。

本版的特点在于 200 多位经验丰富的临床医师做出了积极的贡献，对每一章都经过修订和更新，以反映我们不断变化的药物知识以及这些知识在患者个体化治疗中的应用。几部分内容已经过广泛的重组，引入了新的章节来扩展重要主题，其中包括总论、免疫失调、类风湿性疾病、骨关节疾病、神经系统疾病、精神疾病和物质滥用及肿瘤部分。特别值得注意的是总论部分关于药物相互作用、药物基因组学和个体化用药及职业教育与实践的新章节。此外，还重新设计了 1 章，重点关注重症患者的监护，现在还补充了关于儿童危重症监护的章节。

鉴于将跨专业教育（interprofessional education，IPE）纳入教学、实践和临床环境的重要性，我们添加了一系列由本书各个部分编者们的代表编写的 IPE 案例研究。

由于我们正在计划下一个版本，因此我们欢迎您的反馈。作者从文献、现行标准、临床经验中提取信息，从而分享合理的、深思熟虑的治疗策略。然而，每个实践者都有责任去评估书中实际临床环境中某些观点的适用性，我们支持任何在此领域的发展。我们强烈要求学生和实践者在需要使用新的和不熟悉的药物时参考适当的信息来源。

原著致谢

我们十分感激那些致力于完成第 11 版《实用临床药物治疗学》的所有编者。我们感谢所有编者在平衡承担教育工作者、临床医师和研究人员众多责任的同时,不懈地提供最高质量的编写工作。我们感谢 26 位分册(篇)主编的出色工作,他们在本书的组织结构和章节的个性化编写中提供了必要的关键性的反馈意见,没有他们的奉献和支持,这个版本也是不可能出版的。另外,我们特别希望感谢那些已退休的主编们——Jean M. Nappi、Timothy J. Ives、Marcia L. Buck、Judith L. Beizer 和 Myrna Y. Munar,因为他们是第 11 版的指导力量。我们衷心感谢本书之前版本的编写团队,特别感谢 Brian K. Alldredge 博士和 B. Joseph Guglielmo 博士对第 11 版的指导和支持。我们还要感谢"Facts and Comparisons"允许我们使用他们的数据来构建本书的一些表格。

来自 Wolters Kluwer、Matt Hauber、Andrea Vosburgh 和 Annette Ferran 的团队应该得到特别的认可。他们非凡的耐心、对细节的关注和指导对于这个项目的成功至关重要。我们衷心感谢 Tara Slagle (项目管理)和 Samson Premkumar(制作)协助我们完成这个版本。最重要的是,我们要感谢我们的配偶和家人对我们的爱、理解和坚定的支持。他们无私地给予我们编写本书时所需要的一个个清晨、深夜、周末和假期。

与过去的版本一致,我们继续将我们的工作奉献给激励我们的学生以及教会了我们宝贵经验的患者。我们还将第 11 版献给那些临床医师和教育工作者,他们在应用基于团队的方法提供以患者为中心的监护服务方面发挥了先锋领袖和行为榜样作用。

Michael C. Angelini, PharmD, MA, BCPP
Associate Professor of Pharmacy Practice
School of Pharmacy–Boston
MCPHS University
Boston, Massachusetts

Judith L. Beizer, PharmD, CGP, FASCP
Clinical Professor
Department of Clinical Pharmacy Practice
College of Pharmacy & Allied Health Professions
St. John's University
Jamaica, New York

Marcia L. Buck, PharmD, FCCP, FPPAG
Professor
Department of Pediatrics
School of Medicine
Clinical Coordinator, Pediatrics
Department of Pharmacy
University of Virginia
Charlottesville, Virginia

Michael G. Carvalho, PharmD, BCPP
Assistant Dean of Interprofessional Education
Professor and Chair
Department of Pharmacy Practice
School of Pharmacy–Boston
MCPHS University
Boston, Massachusetts

Judy W. Cheng, PharmD, MPH, BCPS, FCCP
Professor of Pharmacy Practice
School of Pharmacy–Boston
MCPHS University
Boston, Massachusetts

R. Rebecca Couris, PhD, RPh
Professor of Nutrition Science and Pharmacy Practice
Department of Pharmacy Practice, School of Pharmacy–Boston
MCPHS University
Boston, Massachusetts

Steven Gabardi, PharmD, BCPS, FAST, FCCP
Abdominal Organ Transplant Clinical Specialist & Program Director
PGY-2 Organ Transplant Pharmacology Residency
Brigham and Women's Hospital
Departments of Transplant Surgery/Pharmacy/Renal Division
Assistant Professor of Medicine
Harvard Medical School
Boston, Massachusetts

Jennifer D. Goldman, BS, PharmD, CDE, BC-ADM, FCCP
Professor of Pharmacy Practice
School of Pharmacy–Boston
MCPHS University
Boston, Massachusetts

Christy S. Harris, PharmD, BCPS, BCOP
Associate Professor of Pharmacy Practice
School of Pharmacy–Boston
MCPHS University
Boston, Massachusetts

Timothy R. Hudd, PharmD, AE-C
Associate Professor of Pharmacy Practice
School of Pharmacy–Boston
MCPHS University
Boston, Massachusetts

Timothy J. Ives, PharmD, MPH, FCCP, BCPS
Professor
Eshelman School of Pharmacy
The University of North Carolina at Chapel Hill
Chapel Hill, North Carolina

Susan Jacobson, MS, EdD, RPh
Associate Professor of Pharmacy Practice
School of Pharmacy–Boston
MCPHS University
Boston, Massachusetts

Maria D. Kostka-Rokosz, PharmD
Assistant Dean of Academic Affairs
Professor of Pharmacy Practice
School of Pharmacy–Boston
MCPHS University
Boston, Massachusetts

Trisha LaPointe, PharmD, BCPS
Associate Professor of Pharmacy Practice
School of Pharmacy–Boston
MCPHS University
Boston, Massachusetts

Michele Matthews, PharmD, CPE, BCACP
Associate Professor of Pharmacy Practice
School of Pharmacy–Boston
MCPHS University
Boston, Massachusetts

10

分册主编

Susan L. Mayhew, PharmD, BCNSP, FASHP
Professor and Dean
Appalachian College of Pharmacy
Oakwood, Virginia

William W. McCloskey, BA, BS, PharmD
Professor and Vice-Chair
Department of Pharmacy Practice
School of Pharmacy–Boston
MCPHS University
Boston, Massachusetts

Myrna Y. Munar, PharmD
Associate Professor
Department of Pharmacy Practice
College of Pharmacy
Oregon State University
Oregon Health and Science University
Portland, Oregon

Jean M. Nappi, PharmD, FCCP, BCPS AQ-Cardiology
Professor
Clinical Pharmacy and Outcome Sciences
South Carolina College of Pharmacy
Medical University of South Carolina
Charleston, South Carolina

Kamala Nola, PharmD, MS
Professor and Vice-Chair
Department of Pharmacy Practice
Lipscomb University College of Pharmacy
Nashville, Tennessee

Dorothea C. Rudorf, PharmD, MS
Professor of Pharmacy Practice
School of Pharmacy–Boston
MCPHS University
Boston, Massachusetts

Carrie A. Sincak, PharmD, BCPS, FASHP
Assistant Dean for Clinical Affairs and Professor
Department of Pharmacy Practice
Midwestern University Chicago College of Pharmacy
Downers Grove, Illinois

Timothy E. Welty, PharmD, FCCP
Professor
Department of Pharmacy Practice
University of Kansas School of Pharmacy
Lawrence, Kansas

G. Christopher Wood, PharmD, FCCP, FCCM, BCPS
Associate Professor of Clinical Pharmacy
University of Tennessee Health Science Center
College of Pharmacy
Memphis, Tennessee

Kathy Zaiken, PharmD
Professor of Pharmacy Practice
School of Pharmacy–Boston
MCPHS University
Boston, Massachusetts

Caroline S. Zeind, PharmD
Associate Provost for Academic and International Affairs
Chief Academic Officer
Worcester, Massachusetts and Manchester, New Hampshire Campuses
Professor of Pharmacy Practice
Academic Affairs
MCPHS University
Boston, Massachusetts

Steven R. Abel, PharmD, FASHP
Professor of Pharmacy Practice
Associate Provost for Engagement
Purdue University
West Lafayette, Indiana

Jessica L. Adams, PharmD, BCPS, AAHIVP
Assistant Professor of Clinical Pharmacy
HIV and Infectious Diseases Specialist
Department of Pharmacy Practice and Pharmacy Administration
Philadelphia College of Pharmacy
University of the Sciences
Philadelphia, Pennsylvania

Brian K. Alldredge, PharmD
Professor and Vice Provost
University of California–San Francisco
San Francisco, California

Mary G. Amato, PharmD, MPH, BCPS
Professor of Pharmacy Practice
School of Pharmacy–Boston
MCPHS University
Boston, Massachusetts

Jaime E. Anderson, PharmD, BCOP
Oncology Clinical Pharmacy Specialist
MD Anderson Medical Center
University of Texas
Houston, Texas

Michael C. Angelini, PharmD, MA, BCPP
Associate Professor of Pharmacy Practice
School of Pharmacy–Boston
MCPHS University
Boston, Massachusetts

Albert T. Bach, PharmD
Assistant Professor of Pharmacy Practice
School of Pharmacy
Chapman University
Irvine, California

Jennifer H. Baggs, PharmD, BCPS, BCNSP
Clinical Assistant Professor
University of Arizona
Tucson, Arizona

David T. Bearden, PharmD
Clinical Professor and Chair
Department of Pharmacy Practice
Clinical Assistant Director
Department of Pharmacy Services
College of Pharmacy
Oregon State University
Oregon Health and Science University
Portland, Oregon

Sandra Benavides, PharmD, FCCP, FPPAG
Professor
Assistant Dean for Programmatic Assessment and Accreditation
Interim Chair
Department of Clinical and Administrative Sciences
Larkin Health Sciences Institute College of Pharmacy

Paul M. Beringer, PharmD, FASHP, FCCP
Associate Professor
Department of Clinical Pharmacy
University of Southern California
Los Angeles, California

Snehal H. Bhatt, PharmD, BCPS
Associate Professor of Pharmacy Practice
School of Pharmacy–Boston
MCPHS University
Clinical Pharmacist
Beth Israel Deaconess Medical Center
Boston, Massachusetts

Jeff F. Binkley, PharmD, BCNSP, FASHP
Administrative Director of Pharmacy
Maury Regional Medical Center and Affiliates
Columbia, Tennessee

Marlo Blazer, PharmD, BCOP
Assistant Director
Xcenda, an AmerisourceBergen Company
Columbus, Ohio

KarenBeth H. Bohan, PharmD, BCPS
Professor and Founding Chair
Department of Pharmacy Practice
School of Pharmacy and Pharmaceutical Sciences
Binghamton University
Binghamton, New York

Suzanne G. Bollmeier, PharmD, BCPS, AE-C
Professor of Pharmacy Practice
School of Pharmacy–Boston
St. Louis College of Pharmacy
St. Louis, Missouri

12

编者名单

Laura M. Borgelt, PharmD, BCPS
Associate Dean of Administration and Operations
Professor
Departments of Clinical Pharmacy and Family Medicine
University of Colorado Anschutz Medical Campus
Skaggs School of Pharmacy
Aurora, Colorado

Jolene R. Bostwick, PharmD, BCPS, BCPP
Clinical Associate Professor
Department of Clinical, Social, and Administrative Sciences
University of Michigan College of Pharmacy
Ann Arbor, Michigan

Nicole J. Brandt, PharmD, MBA, CGP, BCPP, FASCP
Executive Director
Peter Lamy Center on Drug Therapy and Aging
Professor
University of Maryland School of Pharmacy
Baltimore, Maryland

Marcia L. Buck, PharmD, FCCP, FPPAG
Professor
Department of Pediatrics
School of Medicine
Clinical Coordinator, Pediatrics
Department of Pharmacy
University of Virginia
Charlottesville, Virginia

Deanna Buehrle, PharmD
Infectious Diseases Clinical Specialist
University of Pittsburgh Medical Center Presbyterian
Pittsburgh, Pennsylvania

Sara K. Butler, PharmD, BCPS, BOCP
Clinical Pharmacy Specialist, Medical Oncology
Barnes-Jewish Hospital
Saint Louis, Missouri

Beth Buyea, MHS, PA-C
Assistant Professor
Tufts University, School of Medicine
Boston, Massachusetts

Charles F. Caley, PharmD, BCCP
Clinical Professor
School of Pharmacy
University of Connecticut
Storrs, Connecticut

Joseph Todd Carter, PharmD
Assistant Professor of Pharmacy Practice
Appalachian College of Pharmacy
Oakwood, Virginia
Primary Care Centers of Eastern Kentucky
Hazard, Kentucky

Michael G. Carvalho, PharmD, BCPP
Assistant Dean of Interprofessional Education
Professor and Chair
Department of Pharmacy Practice
School of Pharmacy–Boston
MCPHS University
Boston, Massachusetts

Jamie J. Cavanaugh, PharmD, CPP, BCPS
Assistant Professor of Clinical Education, Pharmacy
Assistant Professor of Medicine
University of North Carolina at Chapel Hill
Chapel Hill, North Carolina

Michelle L. Ceresia, PharmD, FACVP
Associate Professor of Pharmacy Practice
School of Pharmacy–Boston
MCPHS University
Boston, Massachusetts
Adjunct Associate Professor
Department of Clinical Sciences
Cummings Veterinary School of Medicine at Tufts University
North Grafton, Massachusetts

Laura Chadwick, PharmD
Clinical Specialist in Pharmacogenomics
Boston Children's Hospital
Boston, Massachusetts

Michelle L. Chan, PharmD, BCPS
Clinical Pharmacy Specialist
Infectious Diseases
Methodist Hospital of Southern California
Arcadia, California

Lin H. Chen, MD, FACP, FASTMH
Associate Professor of Medicine
Harvard Medical School
Boston, Massachusetts
Director of the Travel Medicine Center
Mount Auburn Hospital
Cambridge, Massachusetts

Steven W. Chen, PharmD, FASHP, FNAP
Associate Professor and Chair
Titus Family Department of Clinical Pharmacy
William A. Heeres and Josephine A. Heeres Endowed Chair in Community Pharmacy
University of Southern California School of Pharmacy
Los Angeles, California

Judy W. Cheng, PharmD, MPH, BCPS, FCCP
Professor of Pharmacy Practice
School of Pharmacy–Boston
MCPHS University
Boston, Massachusetts

Michael F. Chicella, PharmD, FPPAG
Pharmacy Clinical Manager
Children's Hospital of The King's Daughters
Norfolk, Virginia

Jennifer W. Chow, PharmD
Director of Professional Development and Education
Pediatric Pharmacy Advocacy Group
Memphis, Tennessee

Cary R. Chrisman, PharmD
Assistant Professor
Department of Clinical Pharmacy
University of Tennessee College of Pharmacy
Clinical Pharmacist, Department of Pharmacy
Methodist Medical Center
Memphis and Oak Ridge, Tennessee

Edith Claros, PhD, MSN, RN, APHN-BC
Assistant Dean and Associate Professor
School of Nursing
MCPHS University
Worcester, Massachusetts

John D. Cleary, PharmD, FCCP, BCPS
Director of Pharmacy
St. Dominic-Jackson Memorial Hospital
Schools of Medicine and Pharmacy
University of Mississippi Medical Center
Jackson, Mississippi

Michelle Condren, PharmD, BCPPS, AE-C, CDE, FPPAG
Professor and Department Chair
University of Oklahoma College of Pharmacy
University of Oklahoma School of Community Medicine
Tulsa, Oklahoma

Amanda H. Corbett, PharmD, BCPS, FCCP
Clinical Associate Professor
Eshelman School of Pharmacy and School of Medicine
Global Pharmacology Coordinator
Institute for Global Health and Infectious Diseases
University of North Carolina
Chapel Hill, North Carolina

Mackenzie L. Cottrell, PharmD, MS, BCPS, AAHIVP
Research Assistant Professor
UNC Eshelman School of Pharmacy
University of North Carolina at Chapel Hill
Chapel Hill, North Carolina

R. Rebecca Couris, PhD, RPh
Professor of Nutrition Science and Pharmacy Practice
Department of Pharmacy Practice, School of Pharmacy–Boston
MCPHS University
Boston, Massachusetts

Steven J. Crosby, MA, BSP, RPh, FASCP
Assistant Professor of Pharmacy Practice
School of Pharmacy–Boston
MCPHS University
Boston, Massachusetts

Jason Cross, PharmD
Associate Professor Pharmacy Practice
School of Pharmacy–Worcester/Manchester
MCPHS University
Worcester, Massachusetts

Sandeep Devabhakthuni, PharmD, BCPS–AQ Cardiology
Assistant Professor of Cardiology/Critical Care
University of Maryland School of Pharmacy
Baltimore, Maryland

Andrea S. Dickens, PharmD, BCOP
Clinical Pharmacy Specialist
MD Anderson Cancer Center
University of Texas
Houston, Texas

Lisa M. DiGrazia, PharmD, BCPS, BCOP
Director, Medical Affairs
Amneal Biosciences Bridgewater, New Jersey

Suzanne Dinsmore, BSP, PharmD, CGP
Assistant Professor of Pharmacy Practice
School of Pharmacy–Boston
MCPHS University
Boston, Massachusetts

Betty J. Dong, PharmD, FASHP, FAPHA, FCCP, AAHIVP
Professor of Clinical Pharmacy and Family and Community Medicine
Department of Clinical Pharmacy
Schools of Pharmacy and Medicine
University of California, San Francisco
San Francisco, California

Richard H. Drew, PharmD, MS, FCCP
Professor and Vice-Chair of Research and Scholarship
Campbell University College of Pharmacy and Health Sciences
Buies Creek, North Carolina
Associate Professor of Medicine (Infectious Diseases)
Duke University School of Medicine
Durham, North Carolina

Robert L. Dufresne, PhD, PhD, BCPS, BCPP
INBRE Behavioral Science Coordinator and Professor
College of Pharmacy
University of Rhode Island
Kingston, Rhode Island
Psychiatric Pharmacotherapy Specialist
PGY-2 Psychiatric Pharmacy Residency Program Director
Providence VA Medical Center
Providence, Rhode Island

Kaelen C. Dunican, PharmD
Professor of Pharmacy Practice
School of Pharmacy–Worcester/Manchester
MCPHS University
Worcester, Massachusetts

Brianne L. Dunn, PharmD
Associate Dean for Outcomes Assessment & Accreditation
Clinical Associate Professor
Department of Clinical Pharmacy and Outcomes Sciences
University of South Carolina College of Pharmacy
Columbia, South Carolina

Robert E. Dupuis, PharmD, FCCP
Clinical Professor of Pharmacy
Eshelman School of Pharmacy
University of North Carolina at Chapel Hill
Chapel Hill, North Carolina

Cheryl R. Durand, PharmD
Associate Professor of Pharmacy Practice
School of Pharmacy–Worcester/Manchester
MCPHS University
Manchester, New Hampshire

Megan J. Ehret, PharmD, MS, BCPP
Behavior Health Clinical Pharmacy Specialist
United States Department of Defense
Fort Belvoir Community Hospital
Fort Belvoir, Virginia

14

编者名单

Carol Eliadi, EdD, JD, NP-BC
Professor and Dean of Nursing
MCPHS University
School of Nursing–Worcester, Massachusetts and Manchester,
   New Hampshire Campuses

Shareen Y. El-Ibiary, PharmD, FCCP, BCPS
Professor of Pharmacy Practice
Department of Pharmacy Practice
Midwestern University College of Pharmacy–Glendale
Glendale, Arizona

Katie Dillinger Ellis, PharmD
Clinical Specialist
Neonatal/Infant Intensive Care
Department of Pharmacy
The Children's Hospital of Philadelphia
Philadelphia, Pennsylvania

Justin C. Ellison, PharmD, BCPP
Clinical Pharmacy Specialist–Mental Health
Providence Veterans Affairs Medical Center
Providence, Rhode Island

Rachel Elsey, PharmD, BCOP
Clinical Pharmacist
Avera Cancer Institute
South Dakota State University
Sioux Falls, South Dakota

Gregory A. Eschenauer, PharmD, BCPS (AQ-ID)
Clinical Assistant Professor
University of Michigan
Ann Arbor, Michigan

John Fanikos, MBA, RPh
Executive Director of Pharmacy
Brigham and Women's Hospital
Adjunct Associate Professor of Pharmacy Practice
MCPHS University
Department of Pharmacy Practice, School of Pharmacy–Boston
Boston, Massachusetts

Elizabeth Farrington, PharmD, FCCP, FCCM, FPPAG, BCPS
Pharmacist III–Pediatrics
Department of Pharmacy
New Hanover Regional Medical Center
Wilmington, North Carolina

Erika Felix-Getzik, PharmD
Associate Professor of Pharmacy Practice
School of Pharmacy–Boston
MCPHS University
Boston, Massachusetts

Jonathan D. Ference, PharmD
Assistant Dean of Assessment and Alumni Affairs
Associate Professor of Pharmacy Practice
Director of Pharmacy Care Labs
Nesbitt School of Pharmacy
Wilkes University
Wilkes-Barre, Pennsylvania

Kimberly Ference, PharmD
Associate Professor
Department of Pharmacy Practice
Nesbitt College of Pharmacy and Nursing

Wilkes University
Wilkes-Barre, Pennsylvania

Victoria F. Ferraresi, PharmD, FASHP, FCSHP
Director of Pharmacy Services
Pathways Home Health and Hospice
Sunnyvale, California

Joseph W. Ferullo, PharmD
Associate Professor of Pharmacy Practice
School of Pharmacy–Boston
MCPHS University
Boston, Massachusetts

Christopher K. Finch, PharmD, BCPS, FCCM, FCCP
Director of Pharmacy
Methodist University Hospital
Associate Professor
College of Pharmacy
University of Tennessee
Memphis, Tennessee

Douglas N. Fish, PharmD, BCPS–AQ ID
Professor and Chair
Department of Clinical Pharmacy
Skaggs School of Pharmacy and Pharmaceutical Science
University of Colorado
Clinical Specialist in Critical Care/Infectious Diseases
University of Colorado Hospital
Aurora, Colorado

Jeffrey J. Fong, PharmD, BCPS
Associate Professor of Pharmacy Practice
School of Pharmacy–Worcester/Manchester
MCPHS University
Worcester, Massachusetts

Andrea S. Franks, PharmD, BCPS
Associate Professor, Clinical Pharmacy and Family Medicine
College of Pharmacy and Graduate School Medicine
University of Tennessee Health Science Center
Knoxville, Tennessee

Kristen N. Gardner, PharmD
Clinical Pharmacy Specialist–Behavioral Health
Highline Behavioral Clinic
Kaiser Permanente Colorado
Denver, Colorado

Virginia L. Ghafoor, PharmD
Pharmacy Specialist–Pain Management
University of Minnesota Medical Center
Minneapolis, Minnesota

Brooke Gildon, PharmD, BCPPS, BCPS, AE-C
Associate Professor of Pharmacy Practice
Southwestern Oklahoma State University College of Pharmacy
Weatherford, Oklahoma

Ashley Glode, PharmD, BCOP
Assistant Professor
Department of Clinical Pharmacy
Skaggs School of Pharmacy and Pharmaceutical Sciences
University of Colorado Anschutz Medical Campus
Aurora, Colorado

Jeffery A. Goad, PharmD, MPH, FAPhA, PCPhA, FCSHP
Professor and Chair
Department of Pharmacy Practice
School of Pharmacy
Chapman University
Irvine, California

Jennifer D. Goldman, BS, PharmD, CDE, BC-ADM, FCCP
Professor of Pharmacy Practice
School of Pharmacy–Boston
MCPHS University
Boston, Massachusetts

Joel Goldstein, MD
Assistant Clinical Professor
Harvard Medical School
Division of Child/Adolescent Psychology
Cambridge Health Alliance
Cambridge, Massachusetts

Luis S. Gonzalez, III, PharmD, BCPS
Manager
Clinical Pharmacy Services
PGY1 Pharmacy Residency Program Director
Conemaugh Memorial Medical Center
Johnstown, Pennsylvania

Larry Goodyer, PhD, MRPharmS, BCPS
Professor, School of Pharmacy
De Montfort University
Leicester, United Kingdom
Medical Director
Nomad Travel Stores and Clinic
Bishop's Stortford, United Kingdom

Mary-Kathleen Grams, PharmD, BCGP
Assistant Professor of Pharmacy Practice
School of Pharmacy–Boston
MCPHS University
Boston, Massachusetts

Philip Grgurich, PharmD, BCPS
Associate Professor of Pharmacy Practice
School of Pharmacy–Boston
MCPHS University
Boston, Massachusetts

B. Joseph Guglielmo, PharmD
Professor and Dean
School of Pharmacy
University of California, San Francisco
San Francisco, California

Karen M. Gunning, PharmD, BCPS, BCACP, FCCP
Professor (Clinical) and Interim Chair of Pharmacotherapy
Adjunct Professor of Family and Preventive Medicine
PGY2 Ambulatory Care Residency Director
Clinical Pharmacist–University of Utah Family Medicine Residency/
    Sugarhouse Clinic
University of Utah College of Pharmacy and School of Medicine
Salt Lake City, Utah

Mary A. Gutierrez, PharmD, BCPP
Professor of Pharmacy Practice
Chapman University School of Pharmacy
Irvine, California

Justinne Guyton, PharmD, BCACP
Associate Professor of Pharmacy Practice
Site Coordinator
PGY2 Ambulatory Care Residency Program
St. Louis College of Pharmacy
St. Louis, Missouri

Matthew Hafermann, PharmD, BCPS
Medical ICU/Cardiology Clinical Pharmacist
Harborview Medical Center
PGY1 Pharmacy Residency Coordinator
Medicine Clinical Instructor
University of Washington School of Pharmacy
Seattle, Washington

Jason S. Haney, PharmD, BCPS, BCCCP
Assistant Professor
Department of Clinical Pharmacy and Outcome Sciences
South Carolina College of Pharmacy
Medical University of South Carolina
Charleston, South Carolina

Christy S. Harris, PharmD, BCPS, BCOP
Associate Professor of Pharmacy Practice
School of Pharmacy–Boston
MCPHS University
Boston, Massachusetts

Mary F. Hebert, PharmD, FCCP
Professor
Department of Pharmacy
Adjunct Professor of Obstetrics and Gynecology
University of Washington
Seattle, Washington

Emily L. Heil, PharmD, BCPS-AQ ID
Assistant Professor
Infectious Diseases
University of Maryland School of Pharmacy
Baltimore, Maryland

Erika L. Hellenbart, PharmD, BCPS
Clinical Assistant Professor
University of Illinois at Chicago College of Pharmacy
Chicago, Illinois

David W. Henry, PharmD, MS, BCOP, FASHP
Associate Professor and Chair
Pharmacy Practice
University of Kansas School of Pharmacy
Lawrence, Kansas

Christopher M. Herndon, PharmD, BCPS, CPE
Associate Professor
Department of Pharmacy Practice
School of Pharmacy
Southern University Illinois Edwardsville
Edwardsville, Illinois

Richard N. Herrier, PharmD, FAPhA
Clinical Professor
Department of Pharmacy Practice and Science
College of Pharmacy
University of Arizona
Tucson, Arizona

编者名单

Karl M. Hess, PharmD, CTH, FCPhA
Vice Chair of Clinical and Administrative Sciences
Associate Professor
Certificate Coordinator for Medication Therapy Outcomes
Keck Graduate Institute Claremont, California

Curtis D. Holt, PharmD
Clinical Professor
Department of Surgery
University of California, Los Angeles
Los Angeles, California

Evan R. Horton, PharmD
Associate Professor of Pharmacy Practice
School of Pharmacy–Worcester/Manchester
MCPHS University
Worcester, Massachusetts

Priscilla P. How, PharmD, BCPS
Assistant Professor
Director of PharmD Program
Department of Pharmacy
Faculty of Science
National University of Singapore
Principal Clinical Pharmacist
Department of Medicine
Division of Nephrology
National University Hospital
Singapore, Republic of Singapore

Molly E. Howard, PharmD, BCPS
Clinical Pharmacy Specialist
Central Alabama Veterans Health Care System
Montgomery, Alabama

Timothy R. Hudd, PharmD, AE-C
Associate Professor of Pharmacy Practice
School of Pharmacy–Boston
MCPHS University
Boston, Massachusetts

Bethany Ibach, PharmD, BCPPS
Assistant Professor of Pharmacy Practice
School of Pharmacy, Pediatrics Division
Texas Tech University Health Sciences Center
Abilene, Texas

Gail S. Itokazu, PharmD
Clinical Associate Professor
Department of Pharmacy Practice
University of Illinois, Chicago
Clinical Pharmacist
Division of Infectious Diseases
John H. Stroger Jr. Hospital of Cook County
Chicago, Illinois

Timothy J. Ives, PharmD, MPH, FCCP, CPP
Professor of Pharmacy
Adjunct Professor of Medicine
Eshelman School of Pharmacy
University of North Carolina at Chapel Hill
Chapel Hill, North Carolina

Nicole A. Kaiser, RPh, BCOP
Oncology Clinical Pharmacy Specialist
Children's Hospital Colorado
Aurora, Colorado

James S. Kalus, PharmD, FASHP
Director of Pharmacy
Henry Ford Health System
Henry Ford Hospital
Detroit, Michigan

Marina D. Kaymakcalan, PharmD
Clinical Pharmacy Specialist
Dana Farber Cancer Institute
Boston, Massachusetts

Michael B. Kays, PharmD, FCCP
Associate Professor
Department of Pharmacy Practice
Purdue University College of Pharmacy
West Lafayette and Indianapolis, Indiana

Jacob K. Kettle, PharmD, BCOP
Oncology Clinical Pharmacy Specialist
University of Missouri Health Care
Columbia, Missouri

Rory E. Kim, PharmD
Assistant Professor of Clinical Pharmacy
University of Southern California School of Pharmacy
Los Angeles, California

Lee A. Kral, PharmD, BCPS, CPE
Clinical Pharmacy Specialist, Pain Management
Department of Pharmaceutical Care
The University of Iowa Hospitals and Clinics
Iowa City, Iowa

Donna M. Kraus, PharmD, FAPhA, FPPAG, FCCP
Pediatric Clinical Pharmacist/Associate Professor of Pharmacy
    Practice
Departments of Pharmacy Practice and Pediatrics
Colleges of Pharmacy and Medicine
University of Illinois at Chicago
Chicago, Illinois

Susan A. Krikorian, MS, PharmD
Professor of Pharmacy Practice
School of Pharmacy–Boston
MCPHS University
Boston, Massachusetts

Andy Kurtzweil, PharmD, BCOP
Pharmacy Supervisor–Adult Hematology and Oncology/BMT
University of Minnesota Health
Minneapolis, Minnesota

Benjamin Laliberte, PharmD, BCPS
Clinical Pharmacy Specialist, Cardiology
Massachusetts General Hospital
Boston, Massachusetts

Jerika T. Lam, PharmD, AAHIVP
Assistant Professor of Pharmacy Practice
School of Pharmacy
Chapman University
Irvine, California

Trisha LaPointe, PharmD, BCPS
Associate Professor of Pharmacy Practice
School of Pharmacy–Boston

MCPHS University
Boston, Massachusetts

Alan H. Lau, PharmD
Professor
Director, International Clinical Pharmacy Education
College of Pharmacy
University of Illinois at Chicago
Chicago, Illinois

Elaine J. Law, PharmD, BCPS
Assistant Clinical Professor of Pharmacy Practice
Thomas J. Long School of Pharmacy and Health Sciences
University of the Pacific
Stockton, California

Kimberly Lenz, PharmD
Clinical Pharmacy Manager
Office of Clinical Affairs
University of Massachusetts Medical School
Quincy, Massachusetts

Russell E. Lewis, PharmD, FCCP
Associate Professor of Medicine, Infectious Diseases
Department of Medical and Surgical Services
Infectious Diseases Unit, Policlinico S. Orsola-Malpighi
University of Bologna
Bologna, Italy

Rachel C. Long, PharmD, BCPS
Clinical Staff Pharmacist
Carolinas HealthCare System
Charlotte, North Carolina

Ann M. Lynch, BSP, PharmD, AE-C
Professor of Pharmacy Practice
School of Pharmacy–Worcester/Manchester
MCPHS University
Worcester, Massachusetts

Matthew R. Machado, PharmD
Associate Professor of Pharmacy Practice
School of Pharmacy–Boston
MCPHS University
Boston, Massachusetts

Emily Mackler, PharmD, BCOP
Clinical Pharmacist and Project Manager
Michigan Oncology Quality Consortium
University of Michigan
Ann Arbor, Michigan

Daniel R. Malcolm, PharmD, BCPS, BCCCP
Associate Professor and Vice-Chair
Clinical and Administrative Services
Sullivan University College of Pharmacy
Louisville, Kentucky

Shannon F. Manzi, PharmD, NREMT, FPPAG
Director, Clinical Pharmacogenomics Service
Manager, Emergency and ICU Pharmacy Services
Boston Children's Hospital
Boston, Massachusetts

Joel C. Marrs, PharmD, FCCP, FASHP, FNLA, BCPS-AQ Cardiology, BCACP, CLS, ASH-CHC
Associate Professor
Department of Clinical Pharmacy
University of Colorado Anschutz Medical Campus
Skaggs School of Pharmacy and Pharmaceutical Sciences
Clinical Pharmacy Specialist
Department of Pharmacy
Denver Health and Hospital Authority
Aurora, Colorado

John Marshall, PharmD, BCPS, BCCCP, FCCM
Clinical Pharmacy Coordinator–Critical Care
Beth Israel Deaconess Medical Center
Boston, Massachusetts

Darius L. Mason, PharmD, BCPS, FACN
Clinical Pharmacist
Methodist South Hospital
Memphis, Tennessee

Susan L. Mayhew, PharmD, BCNSP, FASHP
Professor and Dean
Appalachian College of Pharmacy
Oakwood, Virginia

James W. McAuley, RPh, PhD, FAPhA
Associate Dean for Academic Affairs and Professor
Departments of Pharmacy Practice and Neurology
The Ohio State University College of Pharmacy
Columbus, Ohio

Sarah E. McBane, PharmD, CDE, BCPS, FCCP, FCPhA, APh
Professor and Chair
Department of Pharmacy Practice
West Coast University
Los Angeles, California

William W. McCloskey, BA, BS, PharmD
Professor of Pharmacy Practice
School of Pharmacy–Boston
MCPHS University
Boston, Massachusetts

Chephra McKee, PharmD
Assistant Professor of Pharmacy Practice
School of Pharmacy
Pediatrics Division
Texas Tech University Health Sciences Center
Abilene, Texas

Molly G. Minze, PharmD, BCACP
Associate Professor of Pharmacy Practice
Ambulatory Care Division
School of Pharmacy
Texas Tech University Health Sciences Center
Abilene, Texas

Amee D. Mistry, PharmD
Associate Professor Pharmacy Practice
School of Pharmacy–Boston
MCPHS University
Boston, Massachusetts

Katherine G. Moore, PharmD, BCPS, BCACP
Executive Director of Experiential Education
Associate Professor of Pharmacy Practice
Presbyterian College School of Pharmacy
Clinton, South Carolina

Jill A. Morgan, PharmD, BCPS, BCPPS
Associate Professor and Chair
Department of Pharmacy Practice and Science
University of Maryland School of Pharmacy
Baltimore, Maryland

Anna K. Morin, PharmD
Professor of Pharmacy Practice and Dean
School of Pharmacy–Worcester/Manchester
MCPHS University
Worcester, Massachusetts

Pamela B. Morris, MD, FACC, FAHA, FASPC, FNLA
Director, Seinsheimer Cardiovascular Health Program
Co-Director, Women's Heart Care
Medical University of South Carolina
Charleston, South Carolina

Oussayma Moukhachen, PharmD, BCPS
Assistant Professor Pharmacy Practice
School of Pharmacy–Boston
MCPHS University
Boston, Massachusetts
Clinical Care Specialist
Mount Auburn Hospital
Cambridge, Massachusetts

Kelly A. Mullican, PharmD
Primary Care Clinical Pharmacy Specialist
Kaiser Permanente–Mid-Atlantic States
Washington, District of Columbia

Myrna Y. Munar, PharmD
Associate Professor of Pharmacy
College of Pharmacy
Oregon State University
Oregon Health and Science University
Portland, Oregon

Yulia A. Murray, PharmD, BCPS
Assistant Professor of Pharmacy Practice
School of Pharmacy–Boston
MCPHS University
Boston, Massachusetts

Milap C. Nahata, MS, PharmD, FCCP, FAPhA, FASHP
Director, Institute of Therapeutic Innovations and Outcomes
Professor Emeritus of Pharmacy, Pediatrics, and Internal Medicine
Colleges of Pharmacy and Medicine
The Ohio State University
Columbus, Ohio

Richard S. Nicholas, PharmD, ND, CDE, BCPS, BCACP
Assistant Professor of Pharmacy Practice
Appalachian College of Pharmacy
Oakwood, Virginia

Stefanie C. Nigro, PharmD, BCACP, BC-ADM
Assistant Professor of Pharmacy Practice
School of Pharmacy–Boston

MCPHS University
Boston, Massachusetts

Cindy L. O'Bryant, PharmD, BCOP, FCCP, FHOPA
Professor
Department of Clinical Pharmacy
Skaggs School of Pharmacy and Pharmaceutical Sciences
Clinical Pharmacy Specialist in Oncology
University of Colorado Cancer Center
Aurora, Colorado

Kirsten H. Ohler, PharmD, BCPS, BCPPS
Clinical Assistant Professor of Pharmacy Practice
College of Pharmacy
University of Illinois at Chicago
Clinical Pharmacy Specialist–Neonatal ICU
University of Illinois at Chicago Hospital and Health Sciences System
Chicago, Illinois

Julie L. Olenak, PharmD
Assistant Dean of Student Affairs
Associate Professor
Department of Pharmacy Practice
Nesbitt College of Pharmacy and Nursing
Wilkes University
Wilkes-Barre, Pennsylvania

Jacqueline L. Olin, MS, PharmD, BCPS, CDE, FASHP, FCCP
Professor of Pharmacy
School of Pharmacy
Wingate University
Wingate, North Carolina

Neeta Bahal O'Mara, PharmD, BCPS
Clinical Pharmacist
Dialysis Clinic, Inc.
North Brunswick, New Jersey

Robert L. Page, II, PharmD, MSPH, FHFSA, FCCP, FASHP, FASCP, CGP, BCPS (AQ-Cards)
Professor
Departments of Clinical Pharmacy and Physical Medicine
School of Pharmacy and Pharmaceutical Sciences
University of Colorado
Aurora, Colorado

Louise Parent-Stevens, PharmD, BCPS
Assistant Director of Introductory Pharmacy Practice Experiences
Clinical Assistant Professor
Department of Pharmacy Practice
University of Illinois at Chicago College of Pharmacy
Chicago, Illinois

Dhiren K. Patel, PharmD, CDE, BC-ADM, BCACP
Associate Professor of Pharmacy Practice
School of Pharmacy–Boston
MCPHS University
Boston, Massachusetts

Katherine Tipton Patel, PharmD, BCOP
Clinical Pharmacy Specialist
The University of Texas
MD Anderson Cancer Center
Houston, Texas

Jennifer T. Pham, PharmD, BCPS, BCPPS
Clinical Assistant Professor, Department of Pharmacy Practice
University of Illinois at Chicago College of Pharmacy
Clinical Pharmacy Specialist, Neonatal Clinical Pharmacist
University of Illinois Hospital and Health Sciences System
Chicago, Illinois

Jonathan D. Picker, MBChB, PhD
Assistant Professor
Harvard Medical School
Clinical Geneticist
Boston Children's Hospital
Boston, Massachusetts

Brian A. Potoski, PharmD, BCPS
Associate Professor
Departments of Pharmacy and Therapeutics
University of Pittsburgh School of Pharmacy
Associate Director, Antibiotic Management Program
University of Pittsburgh Medical Center
Presbyterian University Hospital
Pittsburgh, Pennsylvania

David J. Quan, PharmD, BCPS
Health Sciences Clinical Professor of Pharmacy
Department of Clinical Pharmacy
School of Pharmacy
University of California, San Francisco
Pharmacist Specialist–Solid Organ Transplant
University of California, San Francisco Medical Center
San Francisco, California

Erin C. Raney, PharmD, BCPS, BC-ADM
Professor of Pharmacy Practice
Midwestern University College of Pharmacy–Glendale
Glendale, Arizona

Valerie Relias, PharmD, BCOP
Clinical Pharmacy Specialist
Division of Hematology/Oncology
Tufts Medical Center
Boston, Massachusetts

Lee A. Robinson, MD
Instructor
Department of Psychiatry
Harvard Medical School
Boston, Massachusetts
Associate Training Director
Child and Adolescent Psychiatry Fellowship
Primary Care Mental Health Integrated Psychiatrist
Cambridge Health Alliance
Cambridge, Massachusetts

Charmaine Rochester-Eyeguokan, PharmD, BCPS, BCACP, CDE
Associate Professor of Pharmacy Practice and Science
University of Maryland School of Pharmacy
Baltimore, Maryland

Carol J. Rollins, PharmD, MS, RD, CNSC, BCNSP
Clinical Associate Professor
Department of Pharmacy Practice and Science
College of Pharmacy
The University of Arizona
Tucson, Arizona

Melody Ryan, PharmD, MPH, GCP, BCPS
Professor
Department of Pharmacy Practice and Science
College of Pharmacy
University of Kentucky
Lexington, Kentucky

David Schnee, PharmD, BCACP
Associate Professor of Pharmacy Practice
School of Pharmacy–Boston
MCPHS University
Boston, Massachusetts

Eric F. Schneider, BS Pharm, PharmD
Assistant Dean for Academics
Professor
School of Pharmacy
Wingate University
Wingate, North Carolina

Sheila Seed, PharmD, MPH
Professor of Pharmacy Practice
School of Pharmacy–Worcester/Manchester
MCPHS University
Worcester, Massachusetts

Timothy H. Self, PharmD
Professor of Clinical Pharmacy
College of Pharmacy
University of Tennessee Health Science Center
Memphis, Tennessee

Amy Hatfield Seung, PharmD, BCOP
Senior Director of Clinical Development
Physician Resource Management/Caret
Cary, North Carolina

Nancy L. Shapiro, PharmD, FCCP, BCPS
Operations Coordinator
University of Illinois Hospital and Health Sciences System
Clinical Associate Professor of Pharmacy Practice
Director, PGY2 Ambulatory Care Residency
College of Pharmacy
University of Illinois at Chicago
Chicago, Illinois

Iris Sheinhait, PharmD, MA, RPh
Certified Poison Information Specialist
Adjunct Assistant Professor
Regional Center for Poison Control Serving Massachusetts and Rhode Island
Boston Children's Hospital and MCPHS University
Boston, Massachusetts

Greene Shepherd, PharmD, DABAT
Clinical Professor and Vice-Chair
Division of Practice Advancement and Clinical Education
Director of Professional Education, Asheville Campus
Eshelman School of Pharmacy
University of North Carolina at Chapel Hill
Asheville, North Carolina

Devon A. Sherwood, PharmD, BCPP
Assistant Professor
Psychopharmacology
College of Pharmacy
University of New England
Portland, Maine

编者名单

Richard J. Silvia, PharmD, BCCP
Associate Professor of Pharmacy Practice
School of Pharmacy–Boston
MCPHS University
Boston, Massachusetts

Carrie A. Sincak, PharmD, BCPS, FASHP
Assistant Dean for Clinical Affairs and Professor
Department of Pharmacy Practice
Midwestern University Chicago College of Pharmacy
Downers Grove, Illinois

Harleen Singh, PharmD, BCPS-AQ Cardiology, BCACP
Clinical Associate Professor of Pharmacy Practice
Oregon State University
Oregon Health and Science University
Portland, Oregon

Jessica C. Song, MA, PharmD
Clinical Pharmacy Supervisor
PGY1 Pharmacy Residency Coordinator
Department of Pharmacy Services
Santa Clara Valley Medical Center
San Jose, California

Suellyn J. Sorensen, PharmD, BCPS, FASHP
Director
Clinical Pharmacy Services
St. Vincent Indianapolis
Indianapolis, Indiana

Linda M. Spooner, PharmD, BCPS (AQ-ID), FASHP
Professor of Pharmacy Practice
School of Pharmacy–Worcester/Manchester
MCPHS University
Clinical Pharmacy Specialist in Infectious Diseases
Saint Vincent Hospital
Worcester, Massachusetts

Karyn M. Sullivan, PharmD, MPH
Professor of Pharmacy Practice
School of Pharmacy–Worcester/Manchester
MCPHS University
Worcester, Massachusetts

David J. Taber, PharmD, MS, BCPS
Associate Professor
Division of Transplant Surgery
College of Medicine
Medical University of South Carolina
Charleston, South Carolina

Candace Tan, PharmD, BCACP
Clinical Pharmacist
Kaiser Permanente
Los Angeles, California

Yasar O. Tasnif, PharmD, BCPS, FAST
Associate Professor
Cooperative Pharmacy Program
University of Texas at Austin and University of Texas, Rio Grande
    Valley
Clinical Pharmacist Specialist
Doctor's Hospital at Renaissance–Renaissance Transplant Institute
Edinburg, Texas

Daniel J. G. Thirion, BPharm, MSc, PharmD, FCSHP
Professeur Titulaire de Clinique
Faculté de Pharmacie
Université de Montréal
Pharmacien
Centre Universitaire de Santé McGill
Montréal, Québec, Canada

Angela M. Thompson, PharmD, BCPS
Assistant Professor
Department of Clinical Pharmacy
Skaggs School of Pharmacy and Pharmaceutical Sciences
University of Colorado
Aurora, Colorado

Lisa A. Thompson, PharmD, BCOP
Clinical Pharmacy Specialist in Oncology
Kaiser Permanente Colorado
Lafayette, Colorado

Toyin Tofade, MS, PharmD, BCPS, CPCC
Dean and Professor
Howard University College of Pharmacy
Washington, District of Columbia

Tran H. Tran, PharmD, BCPS
Associate Professor
Midwestern University, Chicago College of Pharmacy
Downers Grove, Illinois

Dominick P. Trombetta, PharmD, BCPS, CGP, FASCP
Associate Professor
Department of Pharmacy Practice
Nesbitt School of Pharmacy
Wilkes University
Wilkes-Barre, Pennsylvania

Toby C. Trujillo, PharmD, FCCP, FAHAH, BCPS-AQ Cardiology
Associate Professor
Department of Clinical Pharmacy
Skaggs School of Pharmacy and Pharmaceutical Sciences
University of Colorado
Aurora, Colorado

Sheila K. Wang, PharmD, BCPS (AQ–ID)
Associate Professor of Pharmacy Practice
Chicago College of Pharmacy
Midwestern University
Downers Grove, Illinois
Clinical Pharmacist, Infectious Disease
Program Director, Rush University Medical Center
Chicago, Illinois

Brian Watson, PharmD, BCPS
Pharmacist
University of Maryland Medical System
St. Joseph's Medical Center
Baltimore, Maryland

Kristin Watson, PharmD, BCPS-AQ Cardiology
Associate Professor, Vice-Chair of Clinical Services
University of Maryland School of Pharmacy
Baltimore, Maryland

Lynn Weber, PharmD, BCOP
Clinical Pharmacy Specialist, Oncology/Hematology
Pharmacy Residency Coordinator and PGY-1 Residency Director
Hennepin County Medical Center
Minneapolis, Minnesota

Kellie Jones Weddle, PharmD, BCOP, FCCP, FHOPA
Clinical Professor of Pharmacy Practice
College of Pharmacy
Purdue University
Indianapolis, Indiana

C. Michael White, PharmD, FCP, FCCP
Professor and Head
Department of Pharmacy Practice
School of Pharmacy
University of Connecticut
Storrs, Connecticut

Natalie Whitmire, PharmD, BCPS, BCGP
Pharmacist Specialist
University of California, San Diego Health

Barbara S. Wiggins, PharmD, BCPS, CLS, AACC, FAHA, FCCP, FNLA
Clinical Pharmacy Specialist–Cardiology
Medical University of South Carolina
Charleston, South Carolina

Kristine C. Willett, PharmD, FASHP
Associate Professor of Pharmacy Practice
School of Pharmacy–Worcester/Manchester
MCPHS University
Manchester, New Hampshire

Bradley R. Williams, PharmD, CGP
Professor of Clinical Pharmacy and Clinical Gerontology
School of Pharmacy
University of Southern California
Los Angeles, California

Casey B. Williams, PharmD, BCOP, FHOPA
Director, Center for Precision Oncology
Director, Department of Molecular and Experimental Medicine
Avera Cancer Institute
Sioux Falls, South Dakota

Dennis M. Williams, PharmD, BCPS, AE-C
Associate Professor and Vice-Chair for Professional Education and Practice
Division of Pharmacotherapy and Experimental Therapeutics
Eshelman School of Pharmacy
University of North Carolina at Chapel Hill
Chapel Hill, North Carolina

Katie A. Won, PharmD, BCOP
Clinical Pharmacist
Hennepin County Medical Center
Minneapolis, Minnesota

Annie Wong-Beringer, PharmD, FIDSA
Professor of Pharmacy
School of Pharmacy
University of Southern California
Los Angeles, California

Dinesh Yogaratnam, PharmD, BCPS, BCCCP
Assistant Professor of Pharmacy Practice
School of Pharmacy–Worcester/Manchester
MCPHS University
Worcester, Massachusetts

Kathy Zaiken, PharmD
Professor of Pharmacy Practice
School of Pharmacy–Boston
MCPHS University
Boston, Massachusetts

Caroline S. Zeind, PharmD
Associate Provost for Academic and International Affairs
Chief Academic Officer
Worcester, Massachusetts and Manchester, New Hampshire, Campuses
Professor of Pharmacy Practice
MCPHS University
Boston, Massachusetts

Sara Zhou, PharmD
Certified Poison Information Specialist
Adjunct Assistant Professor
Regional Center for Poison Control Serving Massachusetts and Rhode Island
Boston Children's Hospital and MCPHS University
Boston, Massachusetts

Kristin M. Zimmerman, PharmD, CGP, BCACP
Associate Professor
Department of Pharmacotherapy & Outcomes Science
Virginia Commonwealth University
Richmond, Virginia

目　　录

第八篇　皮　肤　疾　病

Timothy J. Ives

39 第39章 皮肤病治疗和药物诱导的皮肤病

Richard N. Herrier and Daniel R. Malcom

核心原则

		章节案例
①	皮肤病的准确评估主要基于外观和病变部位,以及年龄、性别、症状、现病史、既往史和家族史。	案例39-1(问题1) 图39-1 表39-3、表39-4和表39-5
②	皮肤干燥(干燥症)是一种常见的症状,可单独发生,也可伴发于各种皮肤病,需要根据发病部位做适当的处理。	案例39-2(问题1) 表39-6
③	外用糖皮质激素的选择基于皮损的性质(湿或干)、糖皮质激素的浓度、溶媒的性质、糖皮质激素的效力、病变的位置和表皮的厚度。	案例39-3(问题1和2) 图39-1,表39-1、表39-2、表39-3、表39-4、表39-5和表39-7
④	外用糖皮质激素会引起各种各样的药物不良反应,需要调整治疗如更换药物或停药。	案例39-4(问题1~3) 表39-7、表39-8和表39-9
⑤	特应性皮炎是一种常见的皮肤疾病,表现为湿疹样病变、皮肤干燥和强烈的瘙痒。大多数患者有家族史或其他过敏性疾病,如哮喘和变应性鼻炎的个人史。特应性皮炎的治疗主要使用皮质类固醇和润肤剂。	案例39-5(问题1~5) 表39-3、表39-5、表39-6、表39-7和表39-10
⑥	变应性接触性皮炎是一种常见的皮肤病。药物(新霉素)、植物(漆树)、化学品、清洁剂、金属(镍)和有机产品(乳胶)是常见的致病原因。治疗包括去除抗原和局部或全身应用糖皮质激素。	案例39-6(问题1) 案例39-7(问题1和2) 表39-3、表39-5、表39-7、表39-10和表39-11
⑦	药物常可引起各种皮肤疾病。药物摄入的时间和皮肤病学的评估原则对识别潜在的危及生命的不良反应是非常重要的。	案例39-8(问题1) 表39-8和表39-11

皮肤的解剖和生理

皮肤是人体最大的器官,平均占体重的17%。皮肤厚度为3~5mm。图39-1显示了人类皮肤横切面的解剖结构。生理学方面,皮肤的主要功能是防止皮下组织受到外伤、温度变化、机械的渗透、潮湿、湿气、射线以及微生物的侵袭。皮肤分为3层:表皮、真皮和皮下组织[1-6]。

表皮

表皮的主要功能是屏障作用,它可以阻止化学药品和其他物质渗透进入体内,防止皮肤和其下组织的水分丢失。由死亡细胞组成的角质层是阻止化学物质和药物经皮进入

体内的最主要屏障。它像一个半透膜,药物通过被动扩散经角质层吸收入体内。影响药物吸收的因素包括皮肤的含水量和角质层有无损害。通常,角质层损害面积越大,局部药物吸收的也就越多。累及至表皮的皮肤损害愈后无瘢痕[1-5]。

真皮

真皮的厚度为1~4mm,由胶原纤维构成。真皮层的主要功能是保护机体免受机械性损伤,并营养皮肤附属器(汗腺、皮脂腺及毛囊)和表皮。它也为皮肤及其附属器官提供毛细血管、淋巴及神经。真皮含有大量的水分,因此可以作为水分储存器。重要的是,真皮一旦受损,即使是浅层受伤,也会留有瘢痕[1-5]。

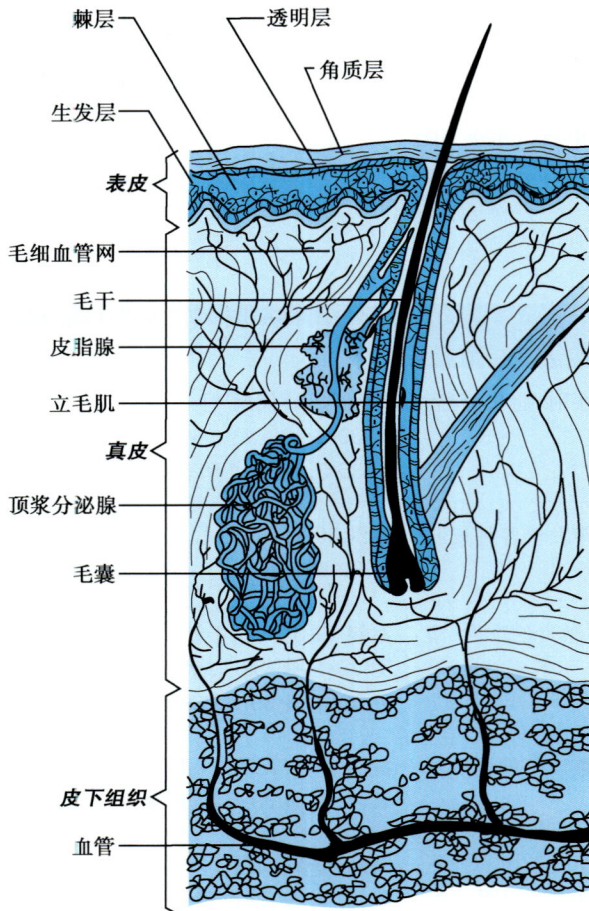

图 39-1　人类皮肤横切面的解剖结构

（图中标注：棘层、透明层、角质层、生发层、表皮、毛细血管网、毛干、皮脂腺、立毛肌、真皮、顶浆分泌腺、毛囊、皮下组织、血管）

药物可以经过表皮渗透入真皮，并可经毛细血管网吸收进入全身循环。通常情况下，很少有局部外用药经过汗腺或毛囊皮脂腺进入真皮。

皮下组织

皮下组织支持着真皮和表皮，是脂肪的储存库。皮下组织能够调节体温，提供营养，并为外层皮肤提供缓冲[1-6]。

炎症性皮损

在皮肤病治疗中制剂的选择有一个重要的原则：如果皮损是湿性的，就把它变干；如果是干性的，就湿润它。然而，湿敷（如 Burow 溶液）却是急性、炎症性皮损的有效干燥法，因为该法可使得皮损处液体随着敷料的蒸发而挥出。软膏型基质通过减慢皮肤水分蒸发增强水化作用，对慢性苔藓化、鳞屑性皮损非常有效。对于慢性皮损患者而言，药物基质的选择，取决于患者已证实过有效或患者的意愿。一般来说，此类患者在白天会同时使用多种类型的药物［如乳膏（干性的）］，这样如同应用化妆品易于接受，晚上使用软膏（油性的，但有更好的软化作用）。

急性皮损

急性炎症性皮损以水疱形成、红斑、肿胀、温热、瘙痒、渗出或脓性分泌物为特点。多数情况下，根据病变部位，皮炎越严重，初始治疗应该越要温和。例如，温热性的红斑渗出性皮炎初始治疗以水为赋形剂的凉性水剂湿敷、浸泡或淋浴要比局部应用强效激素要好。具体的治疗方法取决于皮损的部位。

亚急性和慢性皮损

亚急性炎症性皮损相对于急性皮损来说，水疱和渗出减少，但常伴有皮肤肥厚；仍需水剂等治疗，进行清洁和干燥，但持续时间较急性要短些。慢性炎症性皮损以红斑、结痂、苔藓样变、干燥及瘙痒为特点。其治疗尚无绝对的标准。如果皮损是干燥的，那就应该应用油脂性的药物或封包疗法，甚至是角质松解剂治疗。

皮肤外用药的选择

皮肤外用治疗方法有很多种：湿敷、药浴、粉剂、洗剂、乳剂、凝胶、乳膏、软膏及气雾剂等。每一种皮肤外用药的基质均有其特殊的作用，故可以根据病变的类型、急缓、部位选择不同基质的外用药。

湿敷

湿敷有冷却、血管收缩及温和的止痒作用。湿敷可缓解并冷却炎症性的皮损，使皮损干燥，痂皮软化，帮助清洁创面并引流化脓性伤口。湿敷对于急性炎症渗出的损伤、糜烂和溃疡非常有效。大多数情况下，在皮损渗出消退前均应单用湿敷疗法。如果将其他的局部外用药（如某些膏剂）涂于渗出的皮损表面，渗出液将会将药物冲掉，达不到治疗效果。最常用的湿敷药物有生理盐水（0.9%）和按 1：10~1：40 稀释后使用的 5% 醋酸铝溶液（Burow 溶液）。

湿敷常使用溶液。溶液中最重要的成分是水。尽管可以加入很多活性或惰性物质，但是水的清洁、干燥、冷却作用在湿敷中起主要的治疗作用。一些制剂（如 Burow 溶液）还有收敛作用，可以使皮肤表层和细胞间隙发生变化，引起皮肤收缩和皱纹。水的渗透作用可以大量减少水肿、炎症和渗出。

表 39-1 列出了几种可用于湿敷的溶液。硼酸不应该当作局部药物使用，因为它能经皮肤吸收，引起全身毒性反应[7]。

基于受损的部位和面积，患者可以将受损部位直接用溶液浸泡 15~30 分钟，每日 3~6 次。若涉及的面积比较大，或受损部位（如肩部）不容易被浸泡，可以用一块干净的毛巾或敷料放在溶液中浸湿后，取出并轻轻地把水拧干，然后直接放在皮损处湿敷，5~10 分钟后，再将敷料放在溶液浸泡一次继续湿敷。以上过程每日可以重复 3 次，每次 15~30 分钟。如果可能的话，溶液使用时应该用敷料把皮损包裹。若皮损面积较大，患者可以浸浴，在浸浴液中加入适量的药物，浸泡 15~30 分钟，每日 3~6 次。以 1：10~1：40

表 39-1

湿敷或干燥渗液所用的溶液

药物[a]	浓度	制法（水）	杀菌力	收敛能力	注释
生理盐水	0.9%	一茶匙氯化钠溶于 500ml 水	无	无	廉价，易制备
醋酸铝（Burow 溶液）（Dome-boro 包/片）	5%	按 1∶10~1∶40 稀释（0.5%~0.125%）一包或一片溶于一品脱水中,配成 1∶40,或 2 份配成 1∶20 溶液	轻	+	
高锰酸钾	65mg/片或 330mg/片	按 1∶4 000~1∶16 000 稀释；65mg 药片对 250~1 000ml；330mg 药片对 1500~5 000ml	中	无	易污染皮肤,衣服
硝酸银	0.1%~0.5%	一茶匙 50% 的原液对 1 000ml 水配成 0.25% 的溶液	好	+	有污渍,引起疼痛
醋酸[b]	1%	5% 的普通醋按 1∶5 稀释	好	+	气味难闻,有刺激性

[a] 虽然许多物质被加于湿敷料中,但水的清洁干燥作用是主要的。
[b] 主要用于绿脓杆菌感染。
来源：Arndt KA,Hsu JHS,eds. *Manual of Dermatologic Therapies：With Essentials of Diagnosis*. 7th ed. Philadelphia,PA：LippincottWilliams & Wilkins；2006.

稀释的 Burow 溶液浸浴是不切实际的,溶液的浓度可能无关紧要,因为溶液的主要成分是水。通常,浸泡不超过身体的 1/3。另外,应该认识到,蒸发可以使溶液浓缩,而浓缩的溶液可能对皮肤有刺激因而无法使用。例如一份 1∶40 浓度的 Burow 溶液在室温下放置 30~60 分钟就变为 1∶10 浓度了。这个问题可以通过增加溶液的量或者装在密闭的容器中解决。因此,湿敷液应该现配现用(如 24 小时之内),放在密闭容器中,不能反复使用。湿敷液可以稍微凉一点或温一点,这取决于患者的耐受程度。湿敷后应使局部皮损干燥。但要保护炎症的皮肤不要受到刺激如不能使用毛巾摩擦,可以用柔软干净的毛巾轻拍患处从而使局部干燥[7]。

药浴

除了湿敷和浸泡外,身体较大面积的皮疹还可以通过药浴来进行局部治疗。在使用这种治疗时,浴缸的水一半左右即可。对于广泛皮疹如扁平苔藓、玫瑰糠疹、荨麻疹以及其他渗出性或结痂性湿疹,可以使用具有减轻疼痛和止痒作用的胶体添加剂(1 杯 Aveeno 燕麦加入 2 杯凉的自来水混合后,灌入 15cm 深的微温的洗澡水中)可以产生舒适和滑润的感觉。或者,可用 2 杯水解的淀粉做淀粉浴(如 Linit,混合等量的小苏打和水解的淀粉)。泻盐浴——在 15cm 深的微温的洗澡水中溶解 3 杯硫酸镁——用于治疗脓皮病、疖和坏死性痤疮(尤其是累及背部、肩部和臀部时)。通过药浴的形式使用水溶性煤焦油制剂治疗银屑病,这种疗法比较易于接受。含有煤焦油的软膏或乳膏除了有恶臭味外,与之接触的物质可能会被染色。

可在药浴中使用的油剂种类繁多：α 克瑞(Alpha-Keri)、多默尔(Domol)、卢比德姆(Lubriderm)和纽特德姆(Nutraderm)。不主张直接在洗澡水中加入油性物质,因为这样会使浴盆变滑,增加潜在危险性。水中油的浓度不太重要(20~40 加仑水中放入 5~10ml 油剂),药浴后约 5~

10ml 药浴油可以直接涂抹于湿润的皮肤,用毛巾拍干以达到更好的效果。这些都可以很有效地预防和治疗轻度皮肤干燥。对于中度至重度的干燥性皮肤,局部还需要使用油性制剂来改善皮肤干燥。患者也可以自己制作药浴油,如在 1 杯牛奶中加入约 500ml 橄榄油或妮维雅油,以备洗澡时使用[7]。

粉剂

粉剂有干燥和散热作用,可以吸收水分并为其蒸发创造较大的表面积。由于摩擦能产生机械性刺激,故粉剂主要用于间擦部位(如腹股沟、乳房下和皮肤皱褶部位)以减少摩擦。有时粉剂用在软膏上面,以防止衣服接触软膏。粉剂也广泛用于长期卧床患者防止褥疮发生。粉剂对于治疗磨损、足癣、股癣及尿布疹也很有效。

粉剂可以用棉花团蘸涂或使用摇动器撒于皮肤表面。用粉剂时注意不要吸入,因为粉末会引起呼吸道刺激症状,尤其是婴儿。含有淀粉或纤维素的粉剂在重复用药前应该先将局部清洗干净,因为这些粉末的连续堆积能产生机械性刺激。另外,如果局部有溃烂(褶皱处如大腿、腋窝、乳房下或肥大腹部的炎症,可因加热、湿润和浸渍恶化),就不要使用含有玉米淀粉的粉剂,因为淀粉可以为某些微生物提供生存环境(如白色念珠菌感染)。粉剂也不应用于有渗出的皮损,因为粉剂会在有渗出的皮损表面凝结成坚硬的颗粒,很难把它们去除掉,而且在去除时还会引起疼痛,加重浸渍。日常常规应用滑石粉与卵巢癌和肺部肉芽肿有无关系尚无相关证据[8]。最常用的粉剂是滑石粉。

洗剂

洗剂是水性基质的药粉悬浊液,通常有散热和干燥作用,还可以起到一定的润滑作用,这些作用取决于其配方的不同。洗剂可以治疗浅表的皮肤病,特别是有轻度渗出的皮肤病。对于大面积或间擦部位皮损很有效,尤其对于局部炎症性的和敏感的皮损效果更佳。在这些情况下,使用乳膏或软膏会引起局部的疼痛。暴晒、急性接触性皮炎、毒性常春藤或毒性橡树皮炎就是应用这个原则的范例。而且,洗剂适合身体多毛处和头皮。通常情况下,洗剂每日使用3~4次,除非有明显严重渗出,尽可能每次在原先用药的地方继续用药,这样可以使干燥的固态成分结痂。如果局部有结痂,重复用药前应将原皮损处清创。由于许多洗剂都是悬浮液,所以在使用前先把它充分摇匀。通常大约180ml的洗剂就可以覆盖一个成年人的整个平均体表面积[7]。

液体乳剂

乳剂是固体或液体的,可以分为两种类型:水包油和油包水。乳膏制剂通常是水包油乳剂,而许多软膏是油包水乳剂。随着油量的增加,乳剂的黏性也会增加。

液体水包油乳剂除了其封闭性更好外其适应证与洗剂相似,尤其对干性皮肤。液体油包水乳剂也有与洗剂类似的适应证,但它们使用起来比洗剂更方便,对干性皮肤更有效;但多毛或擦烂区域应避免使用。同洗剂一样,约180ml的液体乳剂可以覆盖一个成年人所有暴露的皮肤[7]。

凝胶

凝胶是软膏的一种类型(半固体乳剂),含有丙二醇和羟甲基纤维素,是清洁、无油、无色、非封闭性的、干燥较快的一种制剂。凝胶具有摇溶性(涂擦于皮肤后变的较薄,有时会有刺痛)。凝胶在多毛区域或其他如面部或头皮区域非常有用,因为从美容方面考虑,患者不易接受在这些部位的皮肤上有药物的残留迹。由于凝胶成分的缘故,凝胶更易干。

霜剂

霜剂是皮肤病中应用最多的剂型。大多数是水包油乳剂,使用时应该将其在皮肤上揉匀至药物消散(雪花膏)。因霜剂通常没有多少封闭作用,故常应用于亚急性炎症及无严重苔藓化的慢性炎症。患者在使用霜剂时最常见的错误是用量过多或没有把它们充分揉匀。一般来说,用完药后如果皮肤上还可以看见霜剂,就说明该患者或用药过多或没有充分揉匀。既浪费了药物,又不能取得最充分的治疗效果。

软膏

软膏以凡士林为惰性基质或在水性液滴悬浮在连续性油性基质中(即油包水乳剂,例如Aquaphor或Polysorb)。在治疗慢性皮损、缓解干燥、防止干裂及保护裂痕中非常有用。但不应该用于急性炎症性皮损,也不应用于间擦或多毛区域皮肤,因为它会使皮肤局部温度增高、易于浸溃。由于软膏含油脂较多,从美容角度考虑不易被患者接受。

气雾剂

气雾剂是皮肤病外用药中最昂贵而效果最差的。比其他剂型优越的方面就是不需要与皮肤直接进行机械性接触。当机械性接触会给患者带来难以忍受的疼痛时,这种剂型就很显优势。使用气雾剂前应该充分摇匀,并嘱患者不要把药物喷在面部周围,这样容易进入眼睛和鼻子里,或是被吸进体内。喷射气雾剂时应该在皮肤上方大约15cm的地方喷射1~3秒。如果使用特殊的喷射装置,那么气雾剂也可以用于多毛区域。气雾剂有干燥作用,不能长期使用。

其他剂型

加入溶剂如二甲基亚砜(DMSO),可以增加皮肤的吸收,使许多药物可以直接经皮肤渗透。透皮贴剂也可使药物直接经皮肤渗透。东莨菪碱、硝酸甘油、可乐定、烟碱、阿片以及各种激素,这些经皮药物转运系统或类似的剂型,可维持药物长时间渗透。

外用药物的选择

皮肤科药物剂型的选择应与皮损类型相适应。急性皮损应选择水剂,直到皮损干燥。亚急性皮损可选择水剂,一段时间后换用乳膏或者凝胶。慢性皮损常较干燥并有苔藓样改变,常选用软膏。虽然也有例外,这些原则列于表39-2。

表 39-2

根据皮损变化选择用药剂型

皮损变化	剂型选择
急性炎症: 渗出、渗液、起疱、水肿、瘙痒	液体制剂和水,然后应用混悬剂、洗剂、喷雾剂和气雾剂
亚急性炎症: 痂、渗出减少、瘙痒	乳膏、凝胶
慢性炎症: 苔藓化、干燥、红斑、瘙痒、鳞屑	软膏

皮肤病患者的评估

案例 39-1

问题1:C. B.是一个23岁的女性,体重66kg,主诉有皮疹。应该向C. B.提出什么样的问题,以帮助我们做出适当的诊断并决定治疗方案呢?

皮肤病的诊断通常可以简化为以下6个方面来考虑:皮损形态(皮损的外观及进展过程)、皮损在身体的位置和分布、局部和全身症状、现病史和既往病史及患者的年龄和性别。这6个因素及它们的重要特征将在接下来的章节中讨论。通过直接观察皮疹,加上C. B.对这些因素的回答,我们会给出一个合适的诊断及治疗的方案。

表现（皮损形态）

表 39-3 列举了常见皮损和相关概念及常见的临床例子。皮损也可分为原发性和继发性，原发皮损指开始呈现于皮肤的表现，继发皮损由原发皮损进展而来。丘疹（原发性皮疹）也可以进展为脓疱（继发性皮疹）。疱疹可以是原发皮损，也可以是继发皮损。辨认和描述特殊皮损的能力对于诊断和治疗都有重要意义。

另外，许多皮损呈现特异的分布或形态。常春藤毒素皮损常呈线状。由于疱疹的皮损很典型，可用于描述其他疱疹样分布的皮损。皮损的特定大小也用来评估患者的病情。有关皮损分布和形态的皮肤病学词汇已在表 39-4 中列出。皮损的一致性（软硬度）、边界或颜色在诊断中也很重要。

部位

部位是皮肤病诊断过程中的又一重要方面。有些特定的皮损常发生于特定的身体部位。表 39-5 列举了特定解剖部位常发生的皮肤病。例如，皮脂腺疾病（如痤疮、脂溢性皮炎、酒渣鼻）只发生于皮脂腺密集的部位，如头皮、面、颈、胸和脐。特应性皮炎较易分布于皮肤屈侧部位（如肘前和腘窝）。

表 39-3

皮肤病皮损的定义和临床举例

名称	定义	举例
原发性皮损		
斑疹	不可触及，扁平，颜色变化，直径小于 1cm	雀斑、扁平痣
斑片	不可触及，扁平，颜色变化，直径大于 1cm	白癜风、咖啡斑、黄褐斑
丘疹	可触及，充实，颜色可变化，直径小于 1cm	疣、非炎性痤疮（粉刺）、隆起痣
结节	可触及，充实，常低于皮面，直径 1~2cm	结节性红斑、严重的痤疮
肿块	可触及，充实，低于或高于皮面，直径大于 2cm	新生物
斑块	扁平，隆起的浅表性损害，直径大于 1cm	银屑病、脂溢性角化
风团	皮肤浅层水肿，液体不限于空腔	荨麻疹、昆虫咬伤
水疱	可触及，内含浆液，直径小于 1cm	单纯疱疹、带状疱疹、接触性皮炎
大疱	可触及，内含浆液，直径大于 1cm	寻常型天疱疮、二度烧伤
脓疱	与水疱相似，但内含脓液	痤疮、脓疱病、毛囊炎
特殊的原发性皮损		
粉刺	阻塞的皮脂腺开口	痤疮、黑头、白头
囊肿	可触及，内含液体或半液体物质	皮脂腺囊肿
脓肿	真皮或皮下组织中脓性物聚集，脓性物在皮肤表面不可见	
疖	几个毛囊的炎症性结节，继发毛囊炎	小疖
痈	数个疖的融合	大疖
继发性皮损		
糜烂	表皮部分或全部缺损	深脓疱
溃疡	表皮和真皮的缺损	淤积性溃疡
裂隙	从表皮到真皮的线状裂口	足癣
抓痕	搔抓引起的线性外伤性皮损	特应性皮炎、瘙痒症
萎缩	真皮缺损后引起的皮肤变薄	细沟
痂	创伤，脓疱，水疱后的脓，浆液，血液干涸后附着物	脓疱病、痂
苔藓样变	表皮增厚，通常为搔抓和慢性炎症所致	特应性皮炎、过敏性接触性皮炎

表 39-4

描述性皮肤病术语

术语	特征	举例
环状	戒指形	癣
痘疮样的	痘疮样	寻常型痤疮
弓形	如弓形	梅毒
漩涡状	环状的	癣
融合的	皮损融合	银屑病、癣
分离的	皮损仍分散的	银屑病、癣
湿疹性	囊泡形成、痂、苔藓化的总称	接触性皮炎、特应性皮炎
地图形	如岛屿或大陆形,地图形	泛发的银屑病
群集性	皮损丛集性聚集	疱疹
疱疹样的	如单纯疱疹样皮损	单纯疱疹
摩擦性的	皱褶处刺激性皮炎	尿布皮炎
虹膜形	如公牛眼形、病灶内病变、靶向病变	多形红斑
角化性	角质增厚	银屑病、鸡眼、胼胝
线性	线性	常春藤毒素
多形性	多种类型或形状的皮损	多形红斑
丘疹鳞屑性	伴有脱屑的丘疹	银屑病
匐行形	蛇形皮损	皮肤幼虫移行症
带状疱疹样的	像带状疱疹样皮疹	带状疱疹

表 39-5

不同部位常见皮肤疾患

部位	皮肤疾患
头皮	脂溢性皮炎、皮屑
面部	痤疮、酒渣鼻、脂溢性皮炎、口周皮炎、脓疱病、单纯疱疹、特应性皮炎
耳	脂溢性皮炎
胸/腹	花斑癣、体癣、玫瑰糠疹、痤疮、带状疱疹
后背	花斑癣、体癣、玫瑰糠疹
生殖器部位	股癣、疥疮、虱病、尖锐湿疣
四肢末端	特应性皮炎(前臂的和腘窝)
手	手癣、疥疮、原发性刺激性接触性皮炎、疣
足	足癣、接触性皮炎、甲癣
泛发或局限的	原发性刺激性或接触性皮炎、日光性皮炎

症状

大多数皮肤症状是局部的,最多的表现是瘙痒。有时局部的烧灼感和疼痛很明显。

病史

虽然大多数的皮肤病诊断依赖于形态学、位置和症状,但病史也常为诊断和治疗提供重要的依据。类似于其他疾病中病史的相关情况,以下问题应该问清:

1. 患者什么时候和怎么开始出现问题?
2. 开始后怎样进展和变化? 皮损在大小、颜色、外观和严重性上有无变化?
3. 患者有无既往史和现病史? 此表现是否为系统性疾病的皮肤表现?
4. 患者的症状?
5. 患者有无过敏史?
6. 什么情况下可以使病情变好或变坏?
7. 有无与此种病变的发生或加重相关的因素?(近期有无压力增大、接触新物质、外出或气候变化)?
8. 患者有无治疗过,治疗效果如何?
9. 患者既往治疗的时间和具体方法?

年龄

许多疾病在特定的年龄阶段较为突出,如痤疮常发生于 11~20 岁的年龄群,脂溢性皮炎常发生于 11~12 岁的孩子,酒渣鼻常发生于 30 岁以上者,异位性皮炎常见于 6 岁以下的孩子。实际上,95% 的异位性皮炎患者在 6 岁之前发生并痊愈。变态反应和过敏性接触性皮炎常与年龄无关。另外,小儿和超过 65 岁的患者的皮肤穿透力较强,因此,对局部用药比较敏感,易产生更多的不良反应,在用药前必须仔细地评估药物疗效和给药方式。

性别

大多数的皮肤病为男女皆患,有些病的发病率和严重程度与性别有关。酒渣鼻多见于女性,但男性皮损的程度更严重。

干燥病

案例 39-2

问题 1: C. R. 是一位 64 岁的女性,主诉手臂和背部的皮肤干燥。她的这个问题已经存在很多年了,夏季好转,冬季加重。没有可见的皮疹,药浴可以暂时缓解症状。既往体健,因"关节炎"偶尔服用阿司匹林。你将给 C. R. 什么治疗意见?

C. R. 的症状是皮肤科老年人常见的干燥病(皮肤干燥)的典型表现。这种明显的季节变化现象被称为"冬痒"。干性皮肤的大多数病例是由角质层脱水引起的[7,8]。

由于中央供暖系统的使用增加,空调可以降低室内湿度,或生活在低湿度环境,如在亚利桑那州,皮肤的外层会干燥。鉴于洗澡(水分)暂时缓解症状,最可能的病因是干燥病[7,8]。瘙痒的位置、缺乏明显的皮疹、洗澡可以缓解、没

有慢性疾病排除干燥病的其他原因(如过敏性皮肤炎、糖尿病)。但考虑到她的年龄和性别,还有可能是甲状腺功能减退。表39-6列出了治疗干性皮肤的通用建议。

表 39-6

治疗干性皮肤的通用建议

1. 使用空气加湿器
2. 保持室温凉爽舒适,防止皮肤出汗丢失水分
3. 尽量少洗澡(每1~2日1次),用温水而不能用热水洗。洗完后应立即用润肤剂。当皮肤浸泡5~10分钟后,角质层可以吸收相当于它六倍重量的水分。洗澡后立即用润肤剂可以把水分锁定在皮肤内,并缓解干燥
4. 少接触溶剂、干性化学物质、劣质肥皂及清洁剂。这些物质可以去掉皮肤上的油,并减弱皮肤的屏障功能。由于失去了屏障功能,皮肤的水分丢失会比正常增加75倍。寒冷干燥的风也会增加水分丢失
5. 每日用3~6次润肤霜,特别是洗完澡后使用,可锁住水分
6. 润肤霜的选择主要依据当地空气中的湿度,在美国西部干燥地区,油包水润肤霜如路比丽登、优塞林或妮维雅这类,由于其含有大量油性成分,可有效防止皮肤水分的流失。在这些地区,润肤霜选择的基本原则就是避免使用甘油成分作为主成分位列前四的产品,因为甘油是吸湿的,在干燥地区,会带走表皮的水分,导致皮肤更加干燥、开裂。在美国东部湿度比较高的地区,甘油可以将空气中的湿气带到皮肤表面。不管什么地区,如果润肤霜没有效果,更换另外一种少甘油,或者更油的产品,可以解决干燥问题
7. 如果存在脱屑问题,可以使用角质松解剂(Lac-Hydrin,AmLactin)或更强效力的含有尿素(20%)的制剂

局部外用皮质类固醇

表39-7根据Stoughton-Cornell药效分级系统列举了常见的局部外用皮质类固醇制剂。

适应证

局部外用皮质类固醇是许多炎症性和瘙痒性皮疹的常用选择。此外,它们对增生性和浸润性皮损也有较好的效果。以下疾病通常对局部用激素反应良好:过敏性接触性皮炎、过敏性皮炎、银屑病及脂溢性皮炎。

表 39-7

Stoughton-Cornell 药效分级的局部外用皮质类固醇制剂

皮质类固醇	商品名(举例)	剂型	皮质类固醇	商品名(举例)	剂型
1 最强效(使用不超过2周)			氟轻松	利代斯0.05%	霜剂、软膏、凝胶
二丙酸倍他米松	地珀雷尼0.05%	软膏、自主剂型	哈西奈德	哈西奈德0.1%	霜剂
丙酸氯倍他索	特莫维特0.05%	霜剂、软膏、自主剂型	糠酸莫米松[a]	艾洛克0.1%	软膏
双醋酸二氟拉松	索康0.05%	软膏	曲安奈德	曲安缩松0.5%	霜剂、软膏
丙酸卤倍他松	丙酸卤倍他索0.05%	霜剂、软膏	**3**		
2			安西奈德	环戊炎松0.1%	霜剂、洗剂
安西奈德	环戊炎松0.1%	霜剂、洗剂、软膏	倍他米松	泼尼松0.025%	凝胶
			苯甲酸倍他米松	托皮克LP0.05%	霜剂
二丙酸倍他米松	地普莱尼0.05%	霜剂	二丙酸倍他米松	地普罗松0.05%	霜剂
二丙酸倍他米松	地普罗松0.05%	软膏	戊酸倍他米松	维里松0.1%	软膏
去羟米松	托皮尼0.25%	霜剂、软膏	双醋二氟拉松	弗洛龙0.05%	霜剂
去羟米松	托皮尼0.05%	凝胶	氟轻松	克廷肤0.005%	软膏
双醋二氟拉松	伏劳隆0.05%	软膏	丙酸氟替卡松	利代斯E0.05%	霜剂

表 39-7

Stoughton-Cornell 药效分级的局部外用皮质类固醇制剂（续）

皮质类固醇	商品名（举例）	剂型	皮质类固醇	商品名（举例）	剂型
哈西奈德	氯氟舒松 0.1%	软膏	氯可托龙	可露德姆 0.1%	霜剂
曲安奈德	阿里斯托克 A 0.1%	软膏	醋酸氟轻松	仙乃乐 0.025%	霜剂
曲安奈德	阿里斯托克 HP 0.5%	霜剂	氟氢缩松	可得兰 0.05%	霜剂
4			丙酸氟替卡松	克廷肤 0.05%	霜剂
苯甲酸倍他米松	泼尼松 0.025%	软膏	丁酸氢化可的松[a]	来可得 0.1%	霜剂
戊酸倍他米松	维里松 0.1%	洗剂	戊酸氢化可的松[a]	外斯考特 0.2%	霜剂
去羟米松	托皮克 LP 0.05%	霜剂	泼尼卡松	德莫陶普 0.1%	霜剂
醋酸氟轻松	仙乃乐 HP 0.2%	霜剂	曲安奈德	阿里斯托克 0.25%	霜剂
醋酸氟轻松	仙乃乐 0.025%	软膏	**6**		
氟氢缩松	可得兰 0.05%	软膏	二丙酸阿氯米松	艾可乐维特 0.05%	软膏
哈西奈德	氯氟舒松 0.25%	霜剂	戊酸倍他米松	维里松 0.1%	洗剂
戊酸氢化可的松[a]	韦斯科特 0.2%	软膏	地奈德[a]	塔的斯龙 0.05%	霜剂
糠酸莫米松[a]	艾洛松 0.1%	霜剂	醋酸氟轻松	仙乃乐 0.01%	溶液
曲安奈德	阿里斯托克 0.1%	软膏	曲安奈德	凯洛松 0.1%	霜剂、洗剂
5			**7 最弱效**		
苯甲酸倍他米松	泼尼松 0.025%	霜剂	氢化可的松[a]	一般 0.5%，1.0%，2.5%	霜剂、软膏
二丙酸倍他米松	地普罗松 0.02%	洗剂			
戊酸倍他米松	维里松 0.1%	霜剂	地塞米松	地卡特隆 0.1%	霜剂

[a] 不含氟激素

禁忌证

局部外用皮质类固醇会加重以下情况（主要为感染性原因）：寻常型痤疮、溃疡、疖疮、疣、传染性软疣、真菌感染、病毒感染和龟头炎。但如果存在明显的炎症，急性期常局部类固醇联合其他药物（如抗真菌制剂）应用数日。

案例 39-3

问题 1：A.J. 是一名 54 岁的男性，斑块状银屑病断断续续发作近 20 年。多为不同部位（主要是肘部和膝盖）硬币大小的病变。通常，温和地去除鳞屑，并应用 1% 氢化可的松软膏，是有效的，几周内病症就消失。他平均 1 年会产生不到 1 处的病灶。他曾于 18 年前看过皮肤科医生。6 周前，他的手肘部出现了一个手掌大小的病灶。常规治疗无效。

为 A.J. 选择一个局部用皮质类固醇时，应该考虑哪些相关的生物制药学因素？

局部用皮质类固醇按药效分类（见表 39-7）。一种局部用皮质类固醇的相对药效由该药从基质中释放出来后穿透皮肤的能力、在受体处的固有活性以及受体部位的清除率来决定[10]。使用更易包合的溶剂、添加提高渗透性的物质（如凡士林、丙二醇）以及修饰类固醇分子，均可提高皮质类固醇的活性。自从发现氢化可的松以后，人们通过多种方式对其分子式进行了修饰。在 6 位、9 位和 12 位引入氟原子可以使类固醇分子避免首过效应，增强了药效。丙酮基团和/或亲油基的引入，提高了皮肤穿透性。许多新的局部外用皮质类固醇激素，在改变了其分子结构式后，药效得到提高[9-13]。

局部用皮质类固醇是通过被动扩散的形式穿过角质层的，而这种形式的扩散与用药部位有关。身体不同部位使用标准氢化可的松制剂时，足底部可以吸收 0.14%，前臂吸收 1%，头皮吸收 4%，额部吸收 7%，面颊吸收 13%，阴囊吸收 36%。因为腹股沟、腋窝和面部的穿透力较高，所以药效较低的局部用激素制剂（0.5% ~ 1% 的氢化可的松）可用在这些部位[9-13]。在穿透力较差的部位，如肘部、膝部、手掌或足底，因其角质层较厚，应该用强效制剂[9-13]。

角质层作为蓄水层，不需要每日 2 次以上的用药。在低效制剂中，这种蓄水效应会持续几日，而最高效制剂，这种效应可能会持续 14 日[9-13]。这种蓄水效应对慢性疾病的临床影响是使用局部皮质类固醇的累积效应。因此，每日的用药次数可以减少，在控制急性炎症后，可以使用效力较低的制剂。允许不太频繁的用药以保持病症的缓解状态。

对于 A.J. 来说，因为肘部较厚的角质层，存在的鳞片和隆起的斑块减少渗透，应该使用高效霜剂（表 39-7 中 Stoughton-Cornell 分级为 2 或 3 的药物）。

如果将等量的皮质类固醇分别与软膏、凝胶、霜剂、洗剂的基质混合在一起,凝胶和软膏的活性通常较高[9-13]。然而通过优化载体,可以改变这个原则。某些物质的添加会提高药物的穿透性和药效。利用这些原则,制药工业通过优化基质促进皮质类固醇渗透进角质层。因此,对于一个新产品,确定其药效的唯一方法就是查阅其说明书中的Stoughton-Cornell 分级。提高制剂中皮质类固醇的浓度也可以提高它的药效,但并不呈线性关系。

封包

案例 39-3,问题 2:考虑到 A. J. 皮损范围较大,通常的治疗无效,可否用封包疗法? 封包会引发什么并发症? 如何向 A. J. 描述封包疗法?

封包可以提高皮肤的水合作用,增强皮质类固醇的吸收,增强治疗效果。通常,以下 3 种方法中任意 1 种方式都可以完成封包:(a)选择一个软膏基质的皮质类固醇;(b)在一种不含药物基质中加入皮质类固醇制剂(凝胶、霜剂、洗剂或气雾剂);(c)用塑料(如塑料封皮、手套或塑料衣)包裹用药部位即可完成封包。封包对增厚结痂的慢性皮损,如银屑病最有用,这些区域药物吸收作用差。在沐浴或淋浴后立即使用药物,也可以通过提高皮肤的水合性而提高药效。适合 A. J. 的封包方法是:0.05%氟辛奈德软膏,仅在银屑病斑块上每日使用 2 次[4,6,9-13]。对于其他情况,如特应性皮炎,几个小时的封包即可提高药效,因而,短时间的封包在临床上很有用。但封包可能让患者不舒服,会导致汗液潴留,还会提高细菌及念珠菌感染的危险性。为了减少这些问题及全身不良反应发生的几率,每 24 小时内封包的时间不应该超过 12 小时。封包不应该用于急性皮损,因其已有较高的吸收能力,应先应用血管收缩剂提前"冷却"局部。

药师和医生往往低估了布和一次性尿布都是强大的封包装置。因此,对于罕见的严重尿布皮炎,保守治疗无效的情况下,可以仅在尿布区域使用弱效的非氟化皮质类固醇,不超过 24~48 小时。局部使用皮质激素以提高抗真菌药物治疗尿布性皮炎并发真菌感染的有效性仅是理论上的,并不会提高抗真菌药物的疗效,但会增加局部、可能不可逆转的局部副作用的风险。

不良反应

虽然比较少见,局部皮质类固醇可引起局部(如应用部位)和全身(经皮吸收)不良反应。制剂的效力、使用频率、使用时间、应用部位和患者个体因素均可影响不良反应的风险。先前讨论过的任何增强效力的因素,如炎症和闭塞,都会增加不良反应的几率[9]。

案例 39-4

问题 1:K. L. 是一名 54 岁的男性,最近被诊断为轻度帕金森症,耳朵、头皮、前额和鼻唇沟处出现了严重的皮脂腺炎。皮肤红肿,有黄色油垢。K. L. 对这种外观很不满意。由于病因未名,酵母、马拉色菌均有可能,决定初步

使用外用皮质类固醇来减少红肿和改善 K. L. 的外观。哪种外用皮质类固醇适合 K. L.?

K. L. 最大的问题是表皮和真皮萎缩(皮肤变薄)、毛细血管扩张(毛细血管扩张的红色或紫色小团)、局部细毛生长、淤青、色素沉着和萎缩纹。这些局部并发症可能是局部使用皮质类固醇引起的[12]。治疗几日后,开始出现包括细胞大小减少在内的表皮变化,停药后可恢复[10]。暴露区域(脸)和皮肤薄的区域(腹股沟)最容易发生真皮和表皮萎缩。

通常皮肤萎缩会在几周内发生,并在某些情况下可以逆转,这取决于患者使用皮质类固醇的时间以及患者个体因素(如皮肤年龄)。在停用皮质类固醇后 2 个月内皮肤萎缩可逆转[12]。

毛细血管扩张,最常发生在面部、颈部、腹股沟和胸部上部,在停用皮质类固醇后可能不可逆转。萎缩纹,通常发生在肘、腘窝、腹股沟、腋窝和大腿内侧,通常是永久性的。女性患者脸上使用皮质类固醇制剂可能特别麻烦。这个问题在停止治疗后通常是可逆的。色素沉着,主要是深色皮肤患者的一个问题,在停止治疗后通常是可逆的[12]。

特别是在皮肤较薄的区域,如脸部,氟化皮质类固醇比非氟化皮质类固醇更容易引起局部反应,因为它们的效力更强。因此,在可能的情况下,薄皮区域应尽可能短时间的使用非氟化皮质类固醇。由于皮质类固醇的使用预计不会超过一周,因此非氟化皮质类固醇发生局部并发症的风险很小。

由于病灶在面部,应使用非氟化皮质类固醇,如氢化可的松戊酸盐或莫米松,以减少在这一敏感皮肤区域的潜在副作用。虽然渗液和流泪很少,但由于敏感性,使用一种面霜可能更合适。

案例 39-4,问题 2:K. L. 第 2 日打电话,诉说:每次使用后,灼烧感持续 30 分钟。他想知道这是否是潜在的过敏反应。

由于 L. K. 的灼烧感持续了一段时间(从第 1 日开始,持续 30 分钟),所以他是否真的是过敏值得怀疑的,有可能是霜剂引起的。为了确诊,L. K. 应该继续用药 24 小时后再打电话。涂在发炎部位的药膏最初会引起灼烧感。炎症减轻,灼烧一般会消退。如果灼烧感持续,可以更换药膏或霜剂。如果新产品继续出现过敏反应,可能需要进行过敏检查并考虑进行斑片测试。

皮质醇是肾上腺内源性分泌的,对生命至关重要。因此,对局部皮质类固醇制剂的过敏反应是罕见的。当出现过敏症状时,通常不是由皮质类固醇引起的,而是其他成分,如防腐剂(如尼铂金)或配方中的其他辅料或基础成分(如羊毛脂)引起的。过敏敏化可能发生在治疗的 2 周内,但可能难以诊断,因为皮质类固醇可以改变过敏反应[14]。如果开始治疗后病变外观发生变化、在预期时间内未出现愈合或者病情好转又突然恶化,应该怀疑是过敏反应。在特应性皮炎中,大多数病例报告的外用皮质类固醇的过敏反应(干燥、瘙痒、灼烧或刺激)都是非特异性反应[14]。使

用面霜或凝胶可能导致过度干燥、灼烧和刺激。改用软膏可以减轻这些症状。过敏性体质的个体对制剂载体比对于皮质类固醇更易过敏。

痤疮

案例 39-4,问题 3:在坚持应用皮质类固醇几个周后,K.L. 的脂溢性皮炎小时,但他的前额有 4 个脓疱和 2 个闭锁的黑头粉刺,双侧面颊有许多脓疱,面部使用激素治疗会出现什么问题?

面部易发生皮质类固醇的副作用,因为这个部位的皮肤穿透力强[12]。在用药几周至几个月后会发生痤疮、玫瑰痤疮和口周皮炎。根据皮损部位的性质,可以把皮质类固醇诱导皮损与自身发生的皮损区别开。前者只出现在使用激素治疗的区域。一般来说,类固醇痤疮、玫瑰痤疮和口周皮炎在停药后好转。在眼部周围使用皮质类固醇制剂(尤其是高效药),能使眼压增高、青光眼、白内障、眼内真菌感染的危险性增高以及加重以前存在的单纯疱疹病毒感染[12]。

因为 K.L. 还在不适的面部和头皮上使用了经典的硫化硒洗发水来抑制他的脂溢性皮炎,所以皮质固醇类药物可以停用。

肾上腺轴的抑制和感染的危险性

除了应用最强效的皮质类固醇[15]或有另外的危险因素存在外,成人局部使用皮质类固醇而抑制全身肾上腺轴的实际可能性很低(表 39-8)。虽然也有报告表明,使用低效至中效药物也能引起抑制,但这些病例可以归咎于过量用药,或长期大面积封包使用激素。若发生了抑制,在停药 2~4 周内可以逆转。

表 39-8

局部外用皮质类固醇制剂发生全身不良反应的危险因素

用药时间
延长用药时间(大于 3~4 周)
药效
较弱或中等强度,100g/周不封包
高效,大于 45g/周不封包
用药部位
较薄的角质层容易穿透(眼睑、前额、面颊、腋窝、腹股沟、生殖器)
患者年龄
年龄太小的儿童和年龄较大的人表皮较薄
使用方式
封包
添加提高穿透能力的物质
丙二醇、水杨酸、尿素
皮肤状况
性别因素
肝功能损伤
尿毒症

高效皮质类固醇每周用量超过 45g 的患者有发生肾上腺轴抑制的危险[15]。因此,氯倍他索等制剂应该限定其使用不超过两周,每周不能超过 45g。另外,这些制剂不应用于封包治疗,且应该用于低浓度制剂反应不佳的皮肤病的治疗。

幼儿吸收皮质类固醇的程度较大,因此发生肾上腺轴抑制及其他系统性副作用的危险性更大[15]。为了降低该危险性,儿童应该局部使用低效能局部制剂,而且应限制在短期内使用。对于激素清除率减弱(如肝功能衰竭)的患者也可用氢化可的松,但应该严密监测他们全身系统毒性反应[12]。

在外科手术或其他情况下局部应用皮质类固醇继发肾上腺皮质危象的危险性非常低。大面积(>30%体表面积)局部用皮质类固醇或封包的患者(见上文)危险性较大,这些患者通常在外科手术前接受全身氢化可的松作为预防性用药[15]。

局部皮质类固醇的合理应用

过度使用局部皮质类固醇会导致局部或系统反应,使用不足会导致疗效不足。治疗特定部位的皮质类固醇的用量一直需要讨论[16,17]。为了避免过度使用,通常建议"节约使用"或"薄薄一层",并由患者或者护理人员自行解释。

指尖单元(fingertip unit, FTU)是一种标准化的方法,使执业医师和药师在开局部皮质类固醇处方和建议病人适当使用时的思维方式标准化。一个 FTU 是指一个直径为 5mm 的管(标准制造)中挤出的软膏(或其他半固态外用配方),从第一个远端皮肤折痕应用到成人的示指尖端[18-20]。

这个量大约相当于 500mg 的药物。FTU 可以作为一个有用的起点,以了解用了多少产品。由于病变很少符合表 39-9 中精确的解剖区域,因此需要根据所涉及的特定区域进行调整。

表 39-9

成人和儿童的指尖单位表

成人的指尖单位[3]	
身体部位	次剂量的 FTU
面部和颈部	2.5
躯干和腹部(躯干前面)	7
背部和臀部(躯干后面)	7
一只胳膊(正面和背面)	3
一只手	1
一只腿(正面和背面)	6
一只脚	2

儿童的指尖单位[4,5]				
身体部位	3~6 个月	1~2 岁	3~5 年	6~10 年
面部和颈部	1	1.5	1.5	2
胳膊和手	1	1.5	1	2.5
腿和脚	1.5	2	3	4.5
躯干(前面)	1	2	3	3.5
躯干(背部和臀部)	1.5	3	3.5	5

例如，双臂肘窝特应性皮炎的成人患者中，该表不能提供准确的测量数据。由于一个FTU覆盖了一只手的两侧，而肘窝大约是手大小，因此应根据具体的情况，每个肘窝应用0.5FTU，每日1~2次。虽然FTU不是万能的，但它确实提供了一个更客观的标准，帮助患者确定正确的剂量，避免过度使用。在使用FTU概念的同时，还必须根据所接受的药物类型、病灶的大小和位置以及预期的治疗目标进行咨询和强化。此外，FTU的概念还可用于确定一个治疗周期的用量。

局部使用皮质类固醇的原则总结

以下原则用于指导如何选择制剂和使用方法（表39-7和表39-9）：

■ 局部外用皮质类固醇应该每日不超过2次，从每日2次增加到每日4次，不会产生更好的反应，但费用更高，且可能会增加局部和系统出现不良反应的概率[10]。

■ 制剂应充分涂抹，最好是在皮肤湿润时应用（如沐浴后）[6]。皮肤湿润时能提高经皮吸收能力并提高局部外用激素的治疗作用。

■ 应选择适当药效的制剂来控制病情。大多数皮肤病需中、低强度的皮质类固醇制剂治疗（如1%的氢化可的松或低强度的不含氟皮质类固醇如0.025%的曲安奈德）[10,11]。

■ 身体被遮挡的部位及身体的某些皮肤较薄的部位，如脸部和屈曲部位，比较容易发生不良反应[9,11]。如果必须在这些部位使用皮质类固醇，应使用氢化可的松或不含氟的局部皮质类固醇，以减少副作用。表39-6列出来非氟皮质类固醇。

■ 儿童、老人和肝功能异常的患者有发生皮质类固醇全身不良反应的危险。另外，使用强效皮质类固醇大于2周的患者易于经皮吸收和发生全身毒副反应，如突然停药发生Addison综合征[9-14]。

■ 对于慢性疾病，如特应性皮炎或过敏性接触性皮炎，最好逐渐地停止治疗。这样可以减少局部皮损复发的机会[6]。

特应性皮炎

案例 39-5

问题1：P. K. 是一个17岁的男孩，来皮肤科就诊，痒的湿疹占体表面积的5%，广泛累及双侧腘窝和肘窝，自觉痒感，双侧肘窝和脸颊皮损影响了面部美容。P. K. 的母亲和姨妈患有支气管哮喘。其中一个妹妹L. K.，15岁，患有花粉热及特应性皮炎。他的父亲和11岁的弟弟没有表现出过敏的迹象。第一次湿疹的皮疹发生在P. K. 出生1个月时，皮损主要分布在头皮、面部和颈部。皮损时轻时重，一直持续到他2岁半时皮损自发缓解。12岁时相似的湿疹样皮疹再次出现，自从那以后皮损就没再消失。P. K. 在6岁时患有季节性过敏性鼻炎。他曾依从建议对于湿疹进行非药物干预方式，但这给他带来很大困扰。湿疹爆发时他使用非处方药品氢化可的松霜使皮疹消退。

体格检查：青春期男性、营养良好、发育正常，过敏性黑眼圈、鼻黏膜苍白、丹-莫眼皱褶，广泛的皮损，无其他异常。面部、颈部、双臂及双腿伸侧、双手及胸部可见渗出，陈旧的、搔抓引起的擦破，红斑的、湿疹的、苔藓化

的、斑丘疹及丘疹水疱疹。双侧前臂肘窝及左腿的部分区域有继发性细菌感染。根据病史、症状、体征可以确诊为湿疹。请描述特应性皮炎的特征，并阐明P. K. 的家族史和用药史，因为这与他的疾病相关。

特应性皮炎可以是急性、亚急性的，但更常见的是慢性瘙痒性的表皮和真皮炎症，三分之二的患者有哮喘、过敏性鼻炎或哮喘的个人史或家族史。婴儿期的湿疹可能是特应性皮炎（过敏性鼻炎或哮喘）的前奏。80%的特应性皮炎被认为是一种I型（IgE介导的）变态反应：抗原与IgE发生反应，激活肥大细胞和嗜碱性粒细胞，释放出血管活性物质，从而引发变态反应。过敏原检查确诊意义不大。这种病在儿童中占5%~10%，在普通人群中发病率为0.5%~1.0%。婴儿和幼儿的皮炎经常发生在头皮、面部和躯体伸侧。而在儿童及成人中，往往局限于屈侧区域，尤其是腿的屈侧和腘窝及更严重的时候颈部和面部。瘙痒是特应性皮炎的特点。持续的搔抓会导致瘙痒—抓—皮疹—瘙痒的恶性循环，并伴随着皮疹的苔藓化。因此此病一度被认为是瘙痒所致的皮肤病。换句话说，瘙痒先于皮疹。不断抓挠导致痒—刮伤—皮疹—痒的恶性循环，与细菌繁殖和感染相互交织在一起的。长期地，未经治疗的过敏性皮肤炎导致受损部位苔藓样硬化。羊毛、清洁剂、肥皂、室温的变化以及精神或生理压力会加重瘙痒。患者的皮肤有干燥化的趋势（干燥病）。这是由于皮肤结合水分的能力下降，透过皮肤丢失的水分增多。干燥病在低湿度时期，如北方的冬季，会加重。治疗干燥病能在症状温和的或不定期发作的患者中防止或控制这种病症[21,22]。

P. K. 的家族史和用药史符合典型的特应性皮炎。他的家族史中有明显哮喘、花粉热及特应性皮炎史。他在1个月时首次发病，还患有季节性过敏性鼻炎和哮喘，直到皮炎缓解。体格检查中皮损的部位和表现，提示他同时患有急性和慢性特异性湿疹。

药物的选择

案例 39-5，问题 2：给予P. K. 0.25%哈西奈德霜30g，每晚一次，用于非颜面部，0.1%糠酸莫米松霜30g，每日2次，用于颜面部。从相关生物药代学方面考虑，请评价这个处方的恰当性。

对于P. K. 而言，在炎症控制之前，每日2次使用高效制剂可能会较好的改善病情。一旦病情控制后，就应改用低效药物，而且用药次数也需减少，来进行维持治疗。因为药物的累积效应，故在许多案例中可以采取间断用药的方案，如每日1次、隔日1次或每3日1次应用局部外用皮质类固醇。另外，间断用药的方案可以是交替使用皮质类固醇和其他制剂如吡美莫司或他克莫司，两者的副作用均可以降低。

钙调磷酸酶抑制剂与中等强度局部皮质类固醇效果类似，但不会引起萎缩、毛细管扩张或萎缩纹，相对于莫米松，许多皮肤科医生更喜欢使用他克莫司或吡美莫司[22]。

局部联合用抗生素和皮质类固醇

案例 39-5，问题 3：与 P.K. 的遗传过敏性湿疹伴发，在其前额、四肢部位出现了红斑样蜜黄色结痂样皮损。这种情况下，可以合用皮质类固醇和抗生素吗？与局部用抗生素相关的危险因素是什么？

P.K. 在慢性湿疹基础上出现了脓疱病。皮质类固醇-抗生素药物（如莫匹罗星）联合应用是脓疱化的湿疹局部治疗的一个选择。虽然莫匹罗星可能是局部皮肤感染的一个适当选择，目前非处方药局部抗生素（杆菌肽、新霉素和多黏菌素）对大多数皮肤感染无效，只用于皮肤感染的预防。但葡萄球菌毒素作为超级抗原，可引起 IgE 的产生，从而加重了异位性皮炎，几乎所有临床医生在治疗异位性皮炎相关的脓疱病时，使用口服抗生素：如双氯西林、大环内酯类或头孢氨苄，联合应用局部皮质类固醇[22]。与局部应用相比，口服的抗生素可迅速减少细菌数量，还可以减少脓疱病的复发。在一些耐甲氧西林金黄色葡萄球菌高发地区，可以应用其他更为有效的抗生素。P.K. 最有可能受益于治疗的口服抗生素+局部皮质类固醇制剂。

因为葡萄球菌定植于他的皮肤，P.K. 容易反复感染和过敏性皮炎。许多皮肤科医生会开具稀释的漂白浴来治疗脓疱病。每次 5~10 分钟的洗澡，每周 2 次，添加 120ml（半杯）的家用漂白剂（6%）到一浴缸水（大约 150L），形成 0.005% 的溶液。由于浴盆大小不一，漂白剂的量需要根据浴盆的容量修改[23]。

瘙痒

案例 39-5，问题 4：就像案例 39-5 问题 1 中所说的，P.K. 的主诉中有一个是瘙痒，有什么建议可以减轻瘙痒？

如前所述，瘙痒（搔抓）是变应性皮炎最常见的皮肤症状[21]。

搔抓可能会导致感受器神经末梢损伤或麻痹，但还是缓解瘙痒的最常用方法。因此人们会期望有局部应用的麻醉剂或抗组胺剂来有效地缓和瘙痒的感觉。但这个方法常使人失望，可能是因为完整的皮肤很少吸收这些药物，同时也因为许多非处方药品的浓度都很低。如果局部麻醉剂的浓度足够（3%~4% 利多卡因），瘙痒或疼痛感可以被阻断长达 45 分钟。当患者非常需要在短期内缓解瘙痒或疼痛的时候（例如当夜间想入睡时），这些制剂非常有用[21]。使用苯佐卡因和局部抗组胺药的严重缺点是会诱导过敏性接触性皮炎的发生[24]。

P.K. 也可以尝试冷水或冰袋，通过收缩血管可有效地缓解瘙痒，就像含有醋酸铝（Burow 溶液）、鞣酸或炉甘石的药物那样。冷浴可能对缓解广泛分布的皮损瘙痒很有效。

能增加水分的混合物，如优塞林、妮维雅、路比丽登，或单纯的矿物质或婴儿油，治疗特应性皮炎皮肤干燥引起的瘙痒症有效。老年人和某些冬季发病的患者常常存在这类问题。对于这些患者，应该限制沐浴，以避免洗掉正常身体表面的油质，避免因水的干燥作用、碱性肥皂的刺激作用以

及毛巾擦拭而造成的损伤[6]。

如果有皮损存在，局部使用皮质类固醇治疗瘙痒是非常有效的，它可以减少炎症反应，其基质对局部有安抚作用。

虽然全身应用抗组胺药有镇静作用，但能有效地止痒。新的无镇静作用的抗组胺药不能有效的止痒，西替利嗪例外[25]。也有人认为抗组胺或抗血清素药物对治疗瘙痒症无明显效果[21,25,26]。口服羟嗪可作为治疗瘙痒症的抗组胺药，常用剂量为每次 10~25mg，每日 3~4 次。口服赛庚啶也是一个选择。没有证据显示抗组胺药对治疗非组胺介导的瘙痒症有效，而其镇静效果可能在某种程度上对瘙痒症状有缓解作用。多塞平，一种三环抗抑郁药，具有 H_1 受体阻断作用。在其他药品无效的情况下，该药可作为局部或系统的二线抗组胺药物[27]。由于 P.K. 在晚间瘙痒加重，就像特应性皮炎一样，上述 3 种 H_1 阻断剂都可以使用[22]。

特应性皮炎的非药物性治疗

案例 39-5，问题 5：对于 P.K. 的治疗，除了局部外用皮质类固醇激素，全身用抗生素（头孢氨苄 500mg，每日 4 次，应用 7~10 日），口服抗组胺药（羟嗪 25mg，根据需要夜间 1 片或 2 片），还应给 P.K. 什么非药物性治疗建议？

特应性皮炎的一般治疗目的是减少瘙痒、抑制炎症及润滑皮肤。另外，表 39-10 中给予的非药物治疗建议对 P.K. 这样的特应性皮炎患者，或其他刺激性皮炎患者非常有用。需要注意的是，非药物治疗可减少疾病的发生。因为特应性皮炎患者即使是非病变的皮肤，其湿度也低，应该全身皮肤使用润肤剂[28]。

表 39-10

对特应性皮炎或其他刺激性皮炎患者的非药物建议[28]

- 衣服应柔软而轻便。最好穿棉质或灯芯绒的，应避免穿毛纺织品和人造粗质厚重的衣服
- 避免炎热，因为这样常会加重湿疹。周围环境应通风良好，凉爽，湿度也低一些（30%~50%）。避免周围环境温度变化过快
- 洗澡时间尽量缩短（不超过 5 分钟），患者应该使用无刺激性的肥皂（如普通肥皂）。胶体浴或者使用适量沐浴油可能有好处
- 应该经常使用润肤剂（路比丽登、妮维雅、阿考芙、优塞林或凡士林）保持皮肤湿润
- 避免刺激物，如涂料、清洁剂、溶剂和化学喷雾剂

应该警告 P.K. 要避免接触活动性单纯疱疹感染的患者，否则 P.K. 可能会发生严重的播散性感染。

快速耐受/钙调神经激酶抑制剂

临床医生会经常误诊皮质类固醇的快速耐受。局部外用皮质类固醇治疗难治性异位性皮炎失败时，医生可能会认为是快速耐受，事实上错误的是初始治疗方案[29]。这可能是由于患者的使用方法不当或者药物的药效强度选择不

恰当。快速耐受能在治疗的 1 周内发生，但大多数情况需要几周到 1 个月时间[29]。为了解决这个问题，P. K. 应该停用皮质类固醇 1 周，然后以合适的剂量再重新开始正规治疗。此外，病人可以换为外用他克莫司或吡美莫司。

局部外用皮质激素他克莫司或吡美莫司是一种安全有效的选择，对儿童也较安全[22,23,27]。除了抑制细胞因子产生之外，局部外用钙调蛋白激酶抑制剂可以抑制免疫应答反应。吡美莫司和他克莫司均不会引起皮肤萎缩，适用于面、颈的皮损。近期，关于这些产品长期安全性的争论，使得 FDA 在说明书中添加黑框警示，提醒其潜在的致癌风险[22]。

过敏性接触性皮炎：毒藤、毒橡树或者毒漆树

接触性皮炎是一种物质与皮肤表面直接接触时发生的皮肤炎症。最常见的形式是溶剂或其他化学物质引起的刺激性接触，刺激皮肤红、痛，如菜盘手、尿布皮炎。过敏性接触性皮炎是一种过敏原特异性 T 细胞引起的Ⅳ型延迟性超敏性反应。因此导致皮炎瘙痒，很多时候表现为水疱[1-6]。

在美国，毒性常春藤（漆树）是引起过敏性接触性皮炎的主要原因，超过其他所有原因。据估计，50% ~ 95% 的人在某种程度上都对这种植物过敏。临床表现从轻微的不适到剧烈的疼痛与衰弱状态。漆树皮炎是对毒性常春藤、橡树、漆树植物的叶、茎、根中的致敏物发生过敏反应而引起的。这 3 种植物都含有相同的致敏树脂油、漆酚油。因此，这 3 种不同植物引起的皮炎完全相同。

皮疹发生并不是一定直接接触该植物。高度敏感的个体只要接触含有漆树油性树脂的花粉或燃烧树叶产生的烟灰，就能发生严重的皮炎。这种油性树脂在衣服、鞋子、工具及运动器械上可以保持活性几个月。一旦毒性物质与皮肤接触，就可以经手散播到身体其他部位（如生殖器或眼睛上），或者传播给与之有亲密接触的人。即使在接触后15 分钟之内用肥皂和水冲洗，也不能防止皮炎发生，但这样可以阻止树脂油散播到身体其他部位。

应该告诫敏感者避免接触那些植物。如果无法避免，应以适当的衣服尽量保护暴露的皮肤区域。

暴露于这类环境中的工作人员从户外归来需尽快洗浴或淋浴，且应将衣服洗净。非处方外用清洗剂（Tecnu、Zanfel和 Mean Green 洗手液）声称可以通过微细擦洗珠和表面活性剂的作用去除嵌入皮肤的漆树油，从而能防止或限制皮疹传播。这类制剂可用于皮肤暴露部位，大力擦洗，然后洗净。

初次接触油性树脂后的潜伏期为 5 ~ 21 日，再次接触后的潜伏期为 12 ~ 48 小时。敏感患者轻微接触这些植物后 2 ~ 3 日出现典型的红色斑疹状、水疱、线性和伴渗出的皮疹，一般 1 ~ 3 周痊愈。

若是大面积接触，6 ~ 12 小时内将出现皮损，可以表现为水疱和糜烂；有些病例可以出现溃疡。愈合将比较缓慢，常常需要 2 ~ 3 周才能完全好转。以下因素影响毒性常春藤/橡树/漆树皮炎的发生：皮肤接触树脂油的浓度、接触面积、接触时间、接触部位、遗传因素以及免疫耐受性。确定

受累身体部位的面积很重要。若眼部、生殖器部位、口部、呼吸道或>15% 的体表受累，患者应该接受一个疗程的系统激素治疗。见下面的案例 39-6。

治疗

案例 39-6

问题 1：K. P. ，27 岁女性，最近刚从森林旅行回来。现在她的一侧手臂和一只手上出现了线状小疱。她认为自己得了毒性橡树皮炎，需要治疗。在这个问题上应该给予什么建议？如果症状加重了，又该给予什么建议呢？

湿润性皮损应该用湿敷治疗（如 Berow 溶液或生理盐水），如本章开始叙述的那样。非湿润性的皮损应该用炉甘石洗剂治疗，每日 2 ~ 4 次。氧化锌炉甘石洗剂可以作为温和的收敛剂，但一些人因其粉色会染脏衣服而不愿接受。另外，还可以局部用氢化可的松。如果 K. P. 的皮疹变得越来越严重，就需要另外加上泼尼松 1mg/（kg·d），至少治疗2 ~ 3 周；这样的治疗应该逐渐降量指导停药（经过 1 ~2 周），以防止皮损的复发。

系统性治疗

案例 39-7

问题 1：Z. T. ，19 岁男性，刚捕鱼回来，现在腿部和手臂上出现干燥的线状红斑，双手和脸部泛发性皮疹。他曾经去过有稠密的毒性常春藤的地方，营火会的时候肯定烧过这种植物。Z. T. 已经彻底地洗了个澡，还把衣服也洗干净了。应该怎样治疗他的病呢？

Z. T. 面部的皮疹不是线状的（如果他曾接触过那些植物，也应该出现线状皮疹），说明他可能接触过燃烧毒性常春藤产生的烟雾。这很危险，因为树脂油可以被携带在烟灰中，如果被吸入，可以导致严重的呼吸困难。应该观察 Z. T. 的呼吸症状，而且应该全身用一个疗程的皮质类固醇来治疗。

复发

案例 39-7，问题 2：Z. T. 的医生给他开了泼尼松。他在医生的指导下每日用药 80mg，连续 14 日，此后每日减量5mg。医生还给他开了炉甘石洗剂（受累部位每日用3 次）。12 日以后，Z. T. 主诉皮损似乎加重了。经过8 日的治疗皮损本来已经消失了，但那时他就急着开始减药了。为什么他会复发？

全身用皮质类固醇治疗严重的毒性常春藤/橡树/漆树皮炎时，两周绝对是最短疗程。油性树脂仍然存在于皮肤内，如果过快停用皮质类固醇，皮损将再次出现。这可能就是系统使用皮质类固醇治疗失败的最常见原因。另外，系统性皮质类固醇可以在治疗后的 2 周内停止使用，在停止系统激素治疗前24 小时内用一个中等效力的局部皮质固醇类制剂，持续 7 ~ 10 日可以防止复发。

药疹

发生在皮肤上的药物不良反应，比发生在其他器官的更常见[30-33]。据估计，1%~5%的住院患者会发生药疹[31]。门诊患者的统计数据较难获得，但可能药疹发生率与住院患者相似。

许多常见的皮肤反应，可以由药物也可由其他病因诱导，所以完整的检查必须包括其他非药物病因。病毒、真菌、以及细菌感染，还有某些系统性疾病、食物，都可能是引起药疹（如风团样、多形红斑、结节性红斑）的原因。药疹的诊断是通过鉴别所观察到的皮损的类型并了解患者所用的药物加以确定。最重要的诊断标准是正确的评估皮损，这样可以帮助临床医生把近期或既往应用的药物与出现的皮损联系起来进行分析（参见第32章）。

痤疮样药疹

痤疮样药疹看起来非常像寻常型痤疮，其发病突然、受累区域原先无粉刺、表现一致（在同一发展阶段），可以发生在身体的任何部位，可以与痤疮相区别。囊肿和瘢痕与药物引起的痤疮几乎无关。痤疮样药疹可以在患者生命中的任何时期内出现；因而，当痤疮发生于非典型年龄阶段时应当考虑药物引起的可能性。这些药物有：促肾上腺皮质激素、合成类固醇、硫唑嘌呤、达那唑、糖皮质激素、卤化物（碘化物、溴化物）、异烟肼、锂、吉非替尼、厄洛替尼、拉帕替尼、口服避孕药。有痤疮的患者，以上药物可以加重已经存在的皮损（参见第40章）。

光敏性皮疹

光敏性皮疹是药物（或化学物质）和特定波长的光源同时为诱发因素。这些皮疹分为两个亚型：光变应性和光毒性。光毒性反应是最常见的由药物引起的光照性皮肤病，由于过度的阳光照射或光敏性增高所致。紫外线A（UVA）改变药物性质，成为一种毒性形式，产生与过敏反应无关的组织损伤，可以发生在任意一个人身上，只要他在皮肤中蓄积了足够量的药物。患者第一次接触药物即可出疹，与剂量相关，只要皮肤药物浓度超过阈值水平就会继续出疹。光变应性药疹非常少见，可以表现为各式各样的皮损，包括荨麻疹、大疱和日晒伤。UVA使药物变成一种抗原或半抗原。光变应性皮疹患者大多既往接触过该药，与剂量无关，化学结构类似的化合物之间存在交叉过敏反应，继发于局部用药。不幸的是，外源的UVA可以穿过窗户，日光灯可以发出UVA。另外，目前还没有什么局部药物可以充分保护皮肤遭受UVA的损伤。阿伏苯宗虽然能覆盖大部分UVA谱，但对光不稳定，在1小时内会失去60%的保护能力。目前许多产品通过增加某些添加剂如氰双苯丙烯酸辛酯来提高阿伏苯宗的光稳定性，以稳定阿伏苯宗的光敏性，称为"稳定的UVA保护剂"。新产品包括依茨舒，可有效防护低谱UVA射线。在某些情况下，一种药可以同时产生光变应性和光毒性两种反应。大多数光变应性和光毒性反应一旦接触阳光，发病很快。此类药物很多，包括抗生素类（四环素类、氟喹诺酮类、磺胺类）、抗抑郁药（三环抗抑郁剂）、降压药（氢氯噻嗪、β受体阻滞剂）、降糖药物（磺脲类）、非甾体类抗炎药、防晒霜（对氨基苯甲酸）、口服避孕药和抗精神病药（酚噻嗪类）（参见第42章）。

过敏性接触性皮炎

致敏剂的局部使用可发生丘疹水疱，这些皮损局限在接触范围内，新霉素、苯佐卡因和苯海拉明都是常见的致敏物（表39-11）[34-36]。既往局部用药致敏的患者，全身给药可以激起广泛的皮炎。全身或局部给药后与过敏性接触性皮炎密切相关的药物包括普鲁卡因、苯佐卡因、放射造影剂或碘、链霉素、庆大霉素或新霉素等。

表39-11

常见的接触性致敏物

物质	存在形式
氨	肥皂、化学制品、染发剂
抗组胺剂	局部止痒的霜剂和软膏
秘鲁香胶	化妆品
苯甲醇	药物、化妆品
卡因类麻醉剂	药物（如非处方药物苯佐卡因）
卡巴	橡胶
铬	珠宝
环氧树脂	树胶
乙二胺	许多局部产品的稳定剂（如氨茶碱）
甲醛	鞋、衣服、肥皂、绝缘体
麦卡托苯唑司唑	橡胶
萘基	橡胶
新霉素	局部用药物（如新斯波林）
硫酸镍	珠宝、纽扣
苯甲酸酯类	许多局部的防腐剂
对苯二胺	染发剂、皮革制品
重铬酸钾	鞋、皮革制品
硫柳汞	防腐剂、接触镜产品
福双美	橡胶产品
松脂	涂料产品
羊毛脂醇	含有羊毛脂的产品、衣服

多形红斑

顾名思义，多形红斑型药疹呈现为多样性的形态。从最温和的微小的斑疹水疱到更加严重的形态，如史蒂文-约翰逊综合征（Stevens-Johnson syndrome，SJS）和中毒性表皮坏死松解症（toxic epidermal necrolysis syndrome，TENS），后者表现为广泛的大疱性病变并累及黏膜。尽管所有的形式的多形红斑型药疹均有口腔的病变，但是SJS和TENS口腔病变更加严重，此外还累及生殖器、鼻和眼黏膜。通常所有形式的病变都存在靶病变，典型的皮损为红斑、虹膜状丘疹、小水疱，多形红斑主要累及四肢末端（尤其是手掌和足底），而 SJS 和 TENS 主要累及躯干。病变的圆形靶心中央呈牛眼样，因此称为靶形损害。而目前的观点认为这些多形红斑的病理性质相同[37]。多形红斑最轻微、轻微及主要的病变，常见于儿童和青年人，且是自限性的，只有短暂的色素减退或色素沉着并发症。这种类型的皮疹有时伴有乏力不适、低热及发痒或烧灼感。多形红斑相关的发病原因包括药物、支原体和疱疹病毒感染、放射治疗、食物及某些肿瘤。最常引起多形红斑药疹的药物是别嘌呤醇、巴比类、吩噻嗪和磺胺类药物。

史蒂文-约翰逊综合征（SJS）

SJS 是最常见的重症药疹类型。症状通常表现为中度的黏膜和全身反应。不到 10% 体表面积会出现水疱和非典型性靶病变，伴有某些表皮脱落，可能会导致局部瘢痕的形成。

临床表现更严重时需与 TENS 相鉴别。皮肤容易出血，可能发生肺炎和关节痛。严重的眼部受累很常见，重者导致部分失明或全盲。除了药物，SJS 还与感染、怀孕、食物、深度放射治疗及肿瘤有关。死亡率估计在 5%~18% 之间。病程通常是 4~6 周。最易引起 SJS 的药物是长效磺胺药物，此外，别嘌呤醇、卡马西平、氟喹诺酮类、乙内酰脲、保泰松、吡罗昔康也可引起此型药疹。

中毒性表皮坏死松解症（TENS）

表皮坏死松解是严重的、危及生命的黏膜和系统反应，其特征性的先驱症状为：不适、嗜睡、发热以及偶尔有喉咙或黏膜疼痛。随之出现表皮的改变，表现为红斑和显著的大疱，易破裂脱落，皮肤呈烫伤样。

通常不累及身体的多毛区域，但常累及黏膜。多于 30% 的体表面积出现水疱，伴有广泛表皮脱落，可导致瘢痕形成。近 30% TENS 患者死亡，通常在大疱出现后的 8 天内。常见致死原因是感染伴大量水电解质丢失，与大面积烧伤病人类似。虽然皮肤表现很重，但近 70% 的患者在 2 周内痊愈，可能会出现瘢痕。除了药物外，某些细菌感染和食物也可以引起这种类型的皮疹。儿童 TENS 的最常见原因是感染（如金黄色葡萄球菌）。HIV 阳性患者这类药疹的发生率较高。引起 TENS 的常见药物有：别嘌呤醇、氨基青霉素、卡马西平、乙内酰脲、保泰松、吡罗昔康以及磺胺类药物。

结节性红斑

结节性红斑型药疹表现为胫骨前区和膝盖处的红色、结节性、炎症性结节。

皮损分布与众不同，触诊是柔软的。偶尔伴有轻度的全身症状，但通常不累及黏膜。结节性红斑型药疹的病因包括药物、性别、风湿热、肉样瘤变、麻风病、某些细菌感染（如结核菌）以及系统性真菌感染（球孢子菌病）。一般情况下，皮损在停药后几周内痊愈。口服避孕药常与这类药疹相关。其他的药物还有磺胺类药和镇痛药。

药物超敏反应综合征

这种严重的全身反应也被称为抗惊厥药物超敏综合征

与嗜酸性粒细胞增多及全身症状的药物反应（drug reaction with eosinophilia and systemic symptoms，DRESS）。早期的症状为高热，进而躯干、手臂、腿出现广泛的斑丘疹脓疱疹，可能导致剥脱性皮炎伴大面积的皮肤脱落。50% 以上会有嗜酸性粒细胞增高，30% 有异常淋巴细胞增多，20% 有淋巴结的肿大。内脏器官损害出现较晚，表现为肝功能或肾功能指标升高。可伴有其他全身性的症状，如头痛和不适。也可伴发继发性细菌感染。大约 10% 的患者死亡，多是因为感染。如发生剥脱性皮炎，即使停用药物，也可能需要数周或数月来恢复。最常引起该症状的药物有磺胺类药物、抗疟药、抗惊厥药与青霉素类药物。虽然该药物反应在文献中鲜有报道，但基于存在广泛的症状，混乱的术语，并与其他类型的药物相关不良反应症状的重叠，故可能漏诊和误报。

发疹型药疹

发疹型药疹分为两种类型：猩红热样和麻疹样。大多数药疹属于这两种类型中的一种。猩红热样药疹表现为红斑样，可累及身体的广泛区域。与链球菌所致的猩红热的区别在于，药疹所致的没有其他诊断性体征和实验室检查的支持。麻疹样药疹通常以散在的红棕色斑疹开始，它们可以渐渐接合形成弥漫性皮疹。同样的，麻疹样药疹与麻疹的区别也在于没有发热和其他典型的临床体征。不管是哪种类型的药疹，都可以伴有或不伴有瘙痒。通常情况下，这种类型的药疹在用药后 1 周内出现（青霉素是 2 周或更长），停药后 7~14 日完全消失。常见的引起麻疹样药疹的药物有由氨苄西林、阿莫西林和别嘌呤醇。

荨麻疹型药疹

荨麻疹样药疹是快速超敏反应（IgE 调控的），通常表现为边界清楚的水肿性的隆起于皮肤的红斑，发作突然。

在大多数情况下，皮损会在 24 小时内消失，但不断有新皮损取代旧皮损，除非抗原已从身体里清除。荨麻疹型药疹一般会有剧烈的痒感、刺痛及针刺感。荨麻疹样药疹常与某些药物、食物、精神紊乱及血清疾病密切相关。寄生虫或肿瘤很少引发荨麻疹。最易引起荨麻疹型药疹的药物是阿司匹林、青霉素及血液制品。曾经发生荨麻疹型药疹的患者，如果未来重新暴露在相同的药物下，发生药物过敏反应的风险会增加。

血管神经性水肿

血管神经性水肿（又被称为血管性水肿）是荨麻疹型药疹一种更为严重的形态，其致病更深，并渗透到周围组织，发生巨大的荨麻疹。

常见的发病部位是唇、口腔、舌及眼睑，广泛累及舌、喉或者喉头，往往可致命。

血管紧张素转换酶抑制剂（ACEI）是引起的血管性水肿最常见的药物。患者服用 ACEI 时应该注意面部或口腔区域，如果存在任何不寻常的肿胀，应立即到最近的急诊室治疗。虽然通常发生在治疗的前几个月，但也有报道过经 ACEI 治疗 3 年后才开始发病的情况（详见 14 章和第 32 章）。

案例 39-8

问题 1：D. Z. , 42 岁男性，患有慢性癫痫并长期焦虑，近来服用青霉素 V 250mg，每日 4 次治疗 α 溶血性链球菌感染引起的咽炎。另外长期服用的药物有卡马西平 200mg，每日 3 次，氯硝西泮 2mg，每日 2 次。1 周以后，胸部和手臂出现了荨麻疹型皮损。以时间上来说，这是药物引起的皮肤反应吗？应该如何处理 D. Z. 的药疹？

大多数药疹发生在开始治疗后的 1~2 周内，初始接触药物到发生药疹可能需要 3~4 周的时间。反复暴露于同一种药物，可以使反应的时间减少到几日甚至在几小时内。由于 D. Z. 长期服用卡巴西平和氯硝西泮，而青霉素只用了 8 日，根据时间关系我们得出这样一个结论：青霉素是引起药疹的原因。几乎所有的荨麻疹嗜酸性粒细胞都是增多的，但并不是抗原特异性的。在确诊青霉素作为他的药疹的原因时，应彻底排除其他常见的非药物因素。

对于 D. Z. 来说，应该用另一种抗生素（大环内酯类）代替青霉素（来完成 10 日的治疗），这样皮损应该在 24 小时内开始消退（如果药疹是由青霉素引起的）。若短时间内皮疹还没开始消退，就应该寻找别的原因。

首先开始支持治疗，口服些抗组胺药（苯海拉明 25~50mg，每日 4 次），连续治疗几日。如果症状较重，则使用泼尼松 40~60mg/d，连续用 1~2 周，可以在 48 小时内控制症状。

（房文通 译，凌雨婷 校，鲁严 审）

参考文献

1. Hall JC et al, eds. *Sauer's Manual of Skin Diseases*. 10th ed. Philadelphia, PA: Lippincott Williams & Wilkins; 2010.
2. James WD et al, eds. *Andrews' Diseases of the Skin: Clinical Dermatology*. 12th ed. Philadelphia, PA: WB Saunders; 2015.
3. Burns DA et al, eds. *Rook's Textbook of Dermatology*. 8th ed. Oxford, England: Blackwell Scientific; 2010.
4. Freedberg IM et al, eds. *Fitzpatrick's Dermatology in General Medicine*. 8th ed. New York, NY: McGraw-Hill; 2012.
5. Habif TP, ed. *Clinical Dermatology: A Color Guide to Diagnosis and Therapy*. 6th ed. St. Louis, MO: Mosby; 2015.
6. Arndt KA, Hsu JHS, eds. *Manual of Dermatologic Therapies: With Essentials of Diagnosis*. 8th ed. Philadelphia, PA: Lippincott Williams & Wilkins; 2014.
7. Berger TG et al. Pruritus in the older patient: a clinical review. *JAMA*. 2013;310:2443.
8. White-Chu EF, Reddy M. Dry skin in the elderly: complexities of a common problem. *Clin Dermatol*. 2011;29:37.
9. Morley KW, Dinulos JG. Update on glucocorticoid use in children. *Curr Opin Pediatr*. 2012;24:121.
10. Lee NP, Arriola ER. Topical corticosteroids: back to basics. *West J Med*. 1999;171:351.
11. Giannotti B, Pimpinelli N. Topical corticosteroids. Which drug and when? *Drugs*. 1992;44:65.
12. Fisher D. Adverse effects of topical corticosteroid use [published correction appears in *West J Med*. 1995;162:476]. *West J Med*. 1995;162:123.
13. Tadicherla S et al. Topical corticosteroids in dermatology. *J Drugs Dermatol*. 2009;8:1093.
14. Butani L. Corticosteroid-induced hypersensitivity reactions. *Ann Allergy Asthma Immunol*. 2002;89:439.
15. Levin C, Maibach HI. Topical corticosteroid-induced adrenalcortical insufficiency: clinical implications. *Am J Clin Dermatol*. 2002;3:141.
16. Bewley A; Dermatology Working Group. Expert consensus: time for a change in the way we advise our patients to use topical corticosteroids. *Br J Dermatol*. 2008;158:917.
17. Nelson AA et al. How much of a topical agent should be prescribed for children of different sizes? *J Dermatolog Treat*. 2006;17:224.
18. Long CC, Finlay AY. The finger-tip unit—a new practical measure. *Clin Exp Dermatol*. 1991;16:444.
19. Long CC et al. A practical guide to topical therapy in children. *Br J Dermatol*. 1998;138:293.
20. Kalavala M et al. The fingertip unit: a practical guide to topical therapy in children. *J Dermatol Treat*. 2007;18:319.
21. Eichenfeld LF et.al. Guidelines for the diagnosis and management of atopic dermatitis: section 1, diagnosis and assessment of atopic dermatitis. *J Am Acad Dermatol*. 2014;70:338.
22. Eichenfeld LF et.al. Guidelines for the diagnosis and management of atopic dermatitis: section 2, management and treatment of atopic dermatitis with topical therapies. *J Am Acad Dermatol*. 2014;71:116.
23. Tollefson MM, Brucker AL. Atopic dermatitis: skin directed management. *Pediatrics*. 2014;134:e1735.
24. Prystowsky SD et al. Allergic contact hypersensitivity to nickel, neomycin, ethylenediamine, and benzocaine: relationships between age, sex, history of exposure, and reactivity to standard patch tests and use tests in a general population. *Arch Dermatol*. 1979;115:959.
25. Dimson S, Nanayakkara C. Do oral antihistamines stop the itch of atopic dermatitis? *Arch Dis Child*. 2003;88:832.
26. Herman SM, Vender RB. Antihistamines in the treatment of dermatitis. *J Cutan Med Surg*. 2003;7:467.
27. Gupta MA, Guptat AK. The use of antidepressant drugs in dermatology. *J Eur Acad Dermatol Venereol*. 2001;15:512.
28. Lio PA. Non-pharmacologic therapies for atopic dermatitis. *Curr Allergy Asthma Rep*. 2013;13:528.
29. Miller JJ et al. Failure to demonstrate therapeutic tachyphylaxis to topically applied steroids in patients with psoriasis. *J Am Acad Dermatol*. 1999;41:546.
30. Fiszenson-Albala F et al. A 6-month prospective survey of cutaneous drug reactions in a hospital setting. *Br J Dermatol*. 2003;149:1018.
31. [No authors listed]. Cutaneous drug reaction case reports: from the world literature. *Am J Clin Dermatol*. 2003;4:727.
32. Ahmed AM et al. A review of cutaneous drug eruptions. *Clin Geriatr Med*. 2013;29:527.
33. Song JE, Sidbury R. An update on pediatric cutaneous drug eruptions. *Clin Dermatol*. 2014;32:516.
34. Kimura M, Kawada A. Contact sensitivity induced by neomycin with cross-sensitivity to other aminoglycoside antibiotics. *Contact Dermatitis*. 1998;39:148.
35. Yung MW, Rajendra T. Delayed hypersensitivity reaction to topical aminoglycosides in patients undergoing middle ear surgery. *Clin Otolaryngol Allied Sci*. 2002;27:365.
36. Heine A. Diphenhydramine: a forgotten allergen? *Contact Dermatitis*. 1996;35:311.
37. Williams PM, Conklin RJ. Erythema multiforme: a review and contrast from Stevens-Johnson syndrome/toxic epidermal necrolysis. *Dent Clin North Am*. 2005;49:67.

40 第 40 章 痤疮

Jamie J. Cavanaugh and Kelly A. Mullican

核心原则

		章节案例
1	痤疮是一种皮肤毛囊皮脂腺单位被堵塞和扩张的病症,表现为粉刺、丘疹、脓疱或结节。	案例 40-1(问题 1 和 2) 案例 40-2(问题 1) 案例 40-3(问题 1) 案例 40-4(问题 1)
2	药物主要通过减少皮脂产生、促使毛囊皮脂腺正常角化、抑制痤疮丙酸杆菌及减轻炎症反应来起效。	案例 40-1(问题 1 和 2) 案例 40-3(问题 1) 案例 40-4(问题 1) 案例 40-5(问题 1)
3	患者需被告知药物治疗是预防皮损的发生而不是消退已发的皮损,因此,患者须在整个痤疮易感区域规律地使用外用药,而不仅仅在皮损处使用。根据不同的治疗方案需等待数周至数月来评估整个治疗效果。	案例 40-1(问题 3) 案例 40-2(问题 1)
4	合理的选择药物载体可确保外用药的效果及耐受性。凝胶应该用于皮肤中性至油性的患者,乳液和乳霜应该用于皮肤干燥的患者。	案例 40-1(问题 4) 案例 40-3(问题 2)
5	外用维 A 酸是针对粉刺性痤疮的一线单药治疗,也是斑丘疹性痤疮的联合治疗的关键组成,并且一旦痤疮得到控制,可作为维持治疗的优先选择。如果单独使用外用维 A 酸不能控制粉刺性痤疮,那么可以使用水杨酸或壬二酸作为辅助治疗。	案例 40-1(问题 2 和 3) 案例 40-2(问题 1) 表 40-1
6	斑丘疹性痤疮的初始治疗需要外用维 A 酸及联合抗生素(口服或外用)治疗。如果选择外用抗生素治疗必须联合外用过氧苯甲酰,以减少抗生素耐药性的发生。抗生素应使用至痤疮病情得到控制,此后单独使用维 A 酸或联合过氧苯甲酰继续维持治疗。	案例 40-3(问题 1 和 2) 表 40-1
7	抗雄激素治疗,如联合口服避孕药或安体舒通,对于斑丘疹性痤疮的非妊娠妇女是一种疗效较好的选择。	案例 40-4(问题 1) 表 40-1
8	结节性痤疮可口服异维 A 酸单药治疗。异维 A 酸非常有效并且有利于痤疮的长期缓解,但是由于其不良反应和实验室监测的需要,不在粉刺或脓疱痤疮治疗中使用。iPLEDGE 风险管理项目控制异维 A 酸分布,以防止意外开具给孕妇,导致严重致畸。	案例 40-5(问题 1~6) 表 40-1

定义和流行病学

痘痘、粉刺、白头和黑头都是常用于寻常痤疮或简单痤疮的术语。痤疮是皮肤的毛囊皮脂腺单位被堵塞和扩张的状态,表现为粉刺、丘疹、脓疱或结节。除非另有说明,本章中提及的痤疮均指寻常痤疮。

据估计,痤疮影响了世界 9.4% 的人口,其中包括美国

90%以上的青少年[1,2]。虽说痤疮能发生在各个年龄阶层，但主要影响青少年和青年。痤疮的开始发展通常与青春期所致的皮脂腺活跃有关。由于近年来青春期的提前，痤疮发病年龄也有所下降。现在可以看到痤疮早在8~9岁就可发病，发病高峰期发生在16~20岁[3,4]。痤疮在30多岁时往往会消失。然而，高达20%的患者痤疮持续到成年期[5]。目前尚无治疗痤疮的方法，但治疗可以减轻痤疮的严重程度并减少瘢痕。

病理生理学

痤疮有4种主要机制：①皮脂分泌增加；②角化过度；③痤疮丙酸杆菌（P. acnes）定植；④炎症介质释放到皮肤。痤疮始于皮脂的过量产生，通常继发于雄激素水平的增加。

雄激素如硫酸脱氢异雄酮（dehydroepiandrosterone，DHEAS），在皮肤内代谢生成双氢睾酮（dihydrotestosterone，DHT）后，可促进皮脂的合成。DHEAS水平在青春期开始时上升，并在成年后开始递减[6]。皮脂增生引起角质化，角质化即角质生成细胞在毛囊内增殖。角质化作用增加细胞与细胞间的黏附，干扰正常的脱落。来自角质化的细胞碎片和皮脂的积聚堵塞毛囊皮脂腺后形成临床上无易察觉的微粉刺。当毛囊开口的表浅部位因压力作用而扩张时即形成开放性粉刺（黑头）。开放性粉刺发黑是因光线折射引起，而非污垢。粉刺可挤出白色的内容物[7]。开放性粉刺较少演变成炎症，因为皮脂及细胞内积聚形成一定的压力可使毛囊内容物迁移至皮肤表面[8]。若毛囊开口较狭窄可形成闭合性粉刺（白头），增大的压力可使毛囊壁破裂，致使外源性物质浸润真皮层引发局部炎症反应。炎症发生的深度及广度决定了丘疹、脓疱或结节的产生[9]。

毛囊膨胀和皮脂分泌增加使得革兰氏阳性厌氧菌痤疮丙酸杆菌能够定殖和增殖。痤疮丙酸杆菌占据毛囊后刺激细胞因子的上调及释放蛋白酶、透明质酸、脂肪酶及趋化因子等，这些物质可吸附在中性粒细胞、T细胞及巨噬细胞上[10]。巨噬细胞释放的水解酶可弱化毛囊壁，加速毛囊壁的破裂，导致粉刺向炎性皮损发展[8]。而炎症介质在毛囊壁破裂之前便可通过毛囊壁进入真皮加重炎症反应程度[7]。

临床表现

痤疮呈粉刺状或炎性丘疹、脓疱或结节（见第39章）。在严重的情况下例如斑丘疹性痤疮，多种皮损甚至能合并成脓肿并由窦道相连。痤疮病变通常出现在毛囊皮脂腺单位密度最高的区域，包括面部、颈部、上胸部、肩部和背部[11]。

阳光和饮食可能是导致痤疮恶化的危险因素，但存在争议[11]。紫外线可使皮脂更易产生粉刺，而一些可见光却能降低毛囊内的细菌数[12]。对于饮食，研究发现低牛奶及低糖摄入饮食对痤疮有潜在的益处[13]，但饮食调整的研究并没能证明需要改变患者的日常饮食护理。

痤疮的风险因素包括家族史和体重指数增加。痤疮恶化与压力增加的时间有关[11]。

诊断

痤疮样皮疹的鉴别诊断包括：（a）寻常痤疮；（b）酒渣鼻；（c）革兰氏阴性杆菌毛囊炎、糠疹癣菌属毛囊炎或机械性毛囊炎；（d）药物性痤疮（药疹样痤疮），如因局部或系统应用皮质类固醇或合成类固醇引起的痤疮；（e）口周皮炎。本章不讨论重度痤疮的变异，如聚合性痤疮和暴发性痤疮[9,14]。此外，痤疮也可继发于系统性疾病，如SAPHO（滑膜炎、痤疮、脓疱病、骨肥大、骨炎）和Apert综合征[15]。

痤疮严重程度分级没有标准。初始治疗应根据患者特定因素决定，包括粉刺，斑丘疹和结节性痤疮，这些因素用于指导治疗决策。临床医生可以选择采用痤疮严重程度量表来帮助评估治疗效果[16]。

治疗概述

治疗必须依据每个患者的临床表现因人施宜。治疗的目的是减轻症状，改善皮肤的外在表现，预防瘢痕以减轻心理痛苦。

治疗主要是预防性的，药物对现有的皮损作用很小。所有治疗的改善效果大都很缓慢，通常从几周到几个月。因此，在6~8周内不应该经常改变治疗方案。尽管一些痤疮可以在消退后没有遗留症状，但是有必要告知患者炎症性痤疮可能导致瘢痕或色素沉着，虽然可逆，但可能需要数月才能完全消退。在评估药物的有效性时，认识到继发症状的改善很重要，因为患者可能无法认识到这种改善[17]。应该告知患者有关痤疮基础病理生理知识、治疗药物正确的服药方式或用药技巧、治疗效果较慢、潜在的不良反应，以及不良反应发生时应该采取的措施。可参考临床实践指南。表40-1概述了治疗痤疮的一般方法[10,16,18]。

表 40-1

不同痤疮类型的治疗选择

类型	治疗选择
粉刺性痤疮	外用维A酸，壬二酸或水杨酸
斑丘疹性痤疮	外用维A酸+局部抗菌（抗生素或过氧化苯甲酰） 或 外用维A酸+口服抗生素+过氧化苯甲酰 或（女性患者的其他选择） 复方口服避孕药，雄激素受体拮抗剂
结节性痤疮	异维A酸

非药物治疗

非药物治疗在痤疮的治疗过程作用轻微。没有好的证据支持痤疮可能由于卫生条件差而引起或治愈。每日2次用温水和温和的洗面奶就足够了,应避免过度洗涤和擦洗。使用刺激性清洁剂会破坏皮肤屏障,促进细菌定植和促进去除皮肤上的油脂,从而进一步刺激皮肤产生细菌和油脂[17]。为了减少瘢痕的形成,患者必须避免对痤疮皮损的挤压或抠、挖。应尽可能避免已知会引起痤疮的药物,如皮质类固醇、雄激素和合成代谢类固醇[19]。此外,应避免使用油性化妆品和其他已知的沉淀剂。无油、不致粉刺性保湿霜用于面部后可通过提高皮肤水合作用来增强许多痤疮外用药物的渗透性及耐受性,尤其对敏感皮肤的患者。

皮肤病专家会使用外科粉刺切除术、化学换肤和微晶磨削术作为辅助治疗来提高美容外观。目前的治疗指南推荐药物治疗优于光与激光治疗,这是因为这些设备跟药物相比缺少严格的临床试验研究,也担忧长期应用光和激光治疗对皮脂腺的影响,迄今为止也没有充足的临床试验证据证实有效[10]。瘢痕性痤疮可用各种显微外科技术、磨皮、激光治疗、化学换肤及组织填充等治疗[20]。

药物治疗

现有的药物治疗存在以下1种或多种机制:①使毛囊的角化正常(如维A酸、过氧化苯甲酰、壬二酸);②减少皮脂的产生(如异维A酸、激素控制);③抑制痤疮丙酸杆菌(如抗生素、过氧化苯甲酰、壬二酸、系统性使用异维A酸);④减轻炎症(如抗生素、维A酸)。

粉刺性痤疮病例

案例 40-1

问题1:L.Y.,15岁,她向药剂师求助要用最好的办法治疗面部"青春痘"。这些问题在她今年年初加入田径队的时候出现的。经过检查,可以看到她的鼻子和下巴上有几个闭合的粉刺,并且在她化过妆的前额上散在开放性的粉刺。她的皮肤是油性皮肤,她的头上戴着一根防汗带。她想知道你推荐什么来使得她摆脱"痘痘"?哪些因素可能会导致她的痤疮?

有几个因素可能导致L.Y.的痤疮。由汗带引起的机械刺激可能导致机械性痤疮。在跑道上跑步增加的汗液和潮湿条件为痤疮丙酸杆菌定植的创造有利条件。最后,询问L.Y.她的化妆品是否是油性的,因为油性产品可以引起粉刺。

药物治疗

案例 40-1,问题2:L.Y.的痤疮在治疗上有什么选择?

局部外用药是适合粉刺性痤疮的一线疗法。外用药选择上包括维A酸、壬二酸和水杨酸。

外用维A酸

维A酸属于维生素A衍生物,能通过减少角质细胞内聚力及刺激表皮细胞更替来达到正常角化。这些都能疏通毛囊口并防止粉刺的形成。外用维A酸同时可以通过抑制炎性介质来降低炎症反应,但药物本身没有抗菌性[21]。

作为强有力的粉刺溶解剂,外用维A酸在粉刺性痤疮患者中很受欢迎[18]。它们也是斑丘疹/脓疱痤疮联合治疗的核心组成部分,也是痤疮控制后维持治疗的一线药物。全反式维A酸,是维A酸的一种天然形式,是第一代外用维A酸。它通常具有良好的耐受性,如果在肤色较深的患者过度使用,它会导致维A酸类皮炎,从而加剧色素沉着。从低剂量开始使用或在凝胶上使用乳膏可以最小化色素沉着过度恶化的风险[22]。或者可以使用与特定维A酸核受体结合的维A酸类产品阿达帕林。它通常具有良好的耐受性,除了能降低色素沉着过度的风险,还比维A酸具有更强的抗炎作用。他扎罗汀是第二代外用维A酸,虽然有效,但是本文中耐受性最差的药物[23]。

外用维A酸类和维A酸类似物应每晚一次,以避免被紫外线降解[24]。常见的不良反应包括皮肤刺激、脱皮、红斑和干燥[23]。刺激可能与药物浓度和载体有关。建议患者在使用这些药物时应每日使用防晒霜和温和的保湿霜[24]。患者需被告知,治疗的早期痤疮可能会恶化,因为可能会出现脓疱疮。

壬二酸

壬二酸是一种二羧酸,能使角化功能正常,并通过抑制痤疮丙酸杆菌的增殖来减少炎症反应[25]。20%浓度配方用于治疗痤疮,而15%壬二酸凝胶,Finacea用于治疗玫瑰痤疮(酒糟鼻)。虽然壬二酸会影响形成痤疮的几种途径,但使用的证据并不如其他外用药物强力[21]。通常每日2次涂抹在皮肤上,对于那些无法耐受其他局部治疗的患者可能是一种选择。

水杨酸

外用水杨酸作为浓度依赖性角质层分离剂起作用。研究表明它们的有效性低于外用维A酸或过氧化苯甲酰,因此通常用于不能耐受其他治疗方法的粉刺性痤疮患者,或用于增强其他治疗方法[26]。它通常每日应用2次,如果根据需要使用则无效。应警告患者勿长期大面积使用,因为经皮吸收后会增加全身性水杨酸盐毒性的风险[27]。

案例 40-1,问题3:什么治疗方案最合适L.Y.?

她的痤疮类型的一线药物是外用维A酸。每个患者选择哪一种外用维A酸是不同的,通常取决于什么是患者最能负担得起的。对于肤色较深的患者,应考虑使用阿达帕林,以减少色素沉着的风险。应该指导她在前两周每隔1日将药物涂抹在她的整个面部,如果耐受,之后可每日1次。让L.Y.知道必须按时应用,是而不是按需应用才能有效,并且她需要等待几周才能判断有效性,这一点很重要。

她应该睡前使用药物,最好在用温和的清洁剂洗脸后 30 分钟再使用,并在早上清洗掉(如果发生过度的皮肤干燥或脱皮,几个小时后即可清洗)。

案例 40-1,问题 4:你会为 L.Y. 推荐什么基质的药物?

L.Y. 是轻微的油性皮肤,因此,凝胶是首选的基质,因为与乳液相比,它的干燥效果更好。

案例 40-2

问题 1: M.G. 是一名 27 岁的女性,她因为脸颊和额头上的开放和闭合性粉刺去皮肤病诊所就诊。她最近配了 0.1% 阿达帕林乳液,过去 6 个月一直在使用,但没有什么效果。她不知道还能做些什么来控制她的粉刺。你会推荐 M.G. 什么去更好地管理她的痤疮?

虽然外用维 A 酸是粉刺性痤疮一线治疗药物,但是一些患者需要联合其他药物才能获得满意的结果。应指导 M.G. 继续使用阿达帕林并开始每日外用水杨酸。这种洗面奶应该每日 2 次用在她的整个面部,而不仅仅是有明显痘痘的部位。重要的是要提醒她,在看到效果之前可能需要坚持几周时间。

斑丘疹性痤疮

药物治疗

抗生素

虽然痤疮丙酸杆菌是皮肤的正常菌群,但在一些情况下它能使粉刺转换为炎症性的丘疹及脓疱。抗生素不能缓解现有的皮损,但能通过减少痤疮丙酸杆菌的增殖及减少炎症反应来防止皮损的发展。抗生素作用于痤疮最有效的是其抗氧化作用。另外,抗生素抑制痤疮丙酸杆菌释放活性氧,从而减少白细胞聚集[10]。由于痤疮发病机制跟多因素相互制约,抗生素的临床效果与其杀菌量不直接相关;一个成功的抗生素疗程也未必要根除痤疮丙酸杆菌[28]。

局部使用抗生素

局部使用抗生素不仅能避免系统使用的不良反应,而且容易在毛囊口累计高浓度。对于粉刺和脓疱痤疮患者有炎性皮损或单独治疗效果不佳时,可增加外用维 A 酸。应避免抗生素单独应用于痤疮治疗中,因为需关注细菌的耐药性。

外用抗生素通常每日涂 2 次,疗程为 3 个月。虽然罕有全身不良反应的报道,但局部出现刺痛的不良反应较为常见,尽管这种局部刺激的发生率已经小于其他的外用药物。

多西环素是最便捷及有效的,四环素也是另一种选择[29]。四环素类药物严禁在 9 岁以下的儿童中使用,因为

该类药物会影响骨骼发育和导致四环素牙。同样,由于会影响胎儿骨骼发育,孕妇也应避免使用此类药。若上述效果不好,可尝试米诺环素,但该药价格贵且疗效并不优越,并且米诺环素的严重不良反应发生率较其他四环素类药物高[30]。

甲氧苄啶/磺胺甲噁唑也有效,但不良反应比四环素多。它适用于其他抗生素无法使用的情况[16]。对于无法口服上述抗生素的患者(包括怀孕患者),尽管有较高的耐药率,但红霉素可能是一种选择。

大多数抗生素剂量为每日 2 次,3 个月为一个疗程。然后继续使用外用维 A 酸进行维持治疗。

口服抗生素

口服抗生素不应作为单一疗法使用。对于患有斑丘疹或结节性痤疮的患者,可以联用过氧化苯甲酰。如果病变广泛或难以达到,口服抗生素通常优于局部用药。当局部抗生素方案不能抑制痤疮时,口服抗生素也可用作为一种升级的疗法。

抗生素耐药性

对痤疮丙酸杆菌的抗生素的耐药性正在增加,这与处方模式相关。对红霉素的耐药性最严重。对四环素的耐药性不常见,并且耐药性以相对其他抗生素来说更慢的速度在增加。为了最大限度地减少耐药性,指南越来越强调抗生素应该至少用于治疗斑丘疹亚型痤疮。抗生素应与其他作用机制的药物一起使用,最好是外用维 A 酸,不推荐抗生素单药治疗,抗生素须用能控制病情的最短疗程(尝试每 3 个月停用)。抗生素不能作为维持治疗的药物(外用维 A 酸可作为维持药物)。在含有抗生素的方案中加入过氧化苯甲酰可以减少耐药性的发展,与过氧化苯甲酰同时使用能减少抗生素耐药性,特别建议联合用于抗生素治疗在 3 个月以上并需要维持治疗的病例[21]。如果用抗生素、局部维 A 酸及过氧化苯甲酰三药联合持续治疗的话,过氧化苯甲酰沐浴液是很好的选择[31,32]。双联使用抗生素不合适,因为它不仅没有特别疗效,还增加耐药性。杀灭所有细菌并不是痤疮的治疗目标。

过氧化苯甲酰

过氧化苯甲酰是斑丘疹性痤疮患者的另一种有效药物。它通过 3 种机制起作用:抗菌、抗炎和角质溶解作用。值得注意的是,没有报道痤疮丙酸杆菌对过氧化苯甲酰的耐药性。过氧化苯甲酰可通过非处方和处方获得各种剂型。过氧化苯甲酰会灭活一些维 A 酸,所以两者不能一起使用,或者至少应该在不同时间(早晚分别使用)使用[33]。与此同时,过氧化苯甲酰还可与阿达帕林或他扎罗汀联合使用以增强疗效。过氧化苯甲酰通常每日 1 次或 2 次用于患处。过氧化苯甲酰最常见的不良反应包括接触性皮炎(多达 2.5% 的患者发生)、红斑、脱皮和皮肤干燥[27]。发生接触性皮炎的患者应停药。应该建议患者在使用这种药物时要小心,因为它可以漂白头发和染色织物。

案例 40-3

问题 1： R.P. 是一名 18 岁的男性，从青春期早期就开始患有痤疮。他开始时只患有粉刺性痤疮，但现在他的前额和鼻子上都有许多炎症性脓疱。经过进一步检查，还可以看到他皮肤干燥，下巴上有许多粉刺。R.P. 过去使用 0.1% 维 A 酸凝胶，但由于皮肤刺激和干燥停用了。他现在每日都在外用水杨酸，没有成功。你推荐如何改变 R.P. 的药物治疗方案？

指南目前推荐外用维 A 酸作为治疗粉刺和炎性痤疮患者的基石。R.P. 过去一直无法耐受维 A 酸凝胶，因为他配的药物在基质和浓度方面是并不最优。凝胶往往会使皮肤干燥，对于皮肤干燥的患者并不是优选的载体。建议 R.P. 用乳膏或乳液配方重新开始外用维 A 酸。还可以建议他从较低强度的维 A 酸开始，以便于耐受（强度低至 0.02%）。因为 R.P. 也有脓疱，他也可以开始使用外用抗菌剂，如外用抗生素或过氧化苯甲酰。

案例 40-3，问题 2：

1 年后，R.P. 主诉他的痤疮治疗"不起作用"。他 1 年前就诊了他的皮肤科医生，在过去的 1 年中每日早上使用 1% 克林霉素乳液，每晚 0.1% 阿达帕林乳膏，每日 4% 过氧化苯甲酰乳液。经检查，可以注意到除了少数结节外，他还有斑丘疹。你对他的治疗方案有什么建议？

R.P. 应该停用外用抗生素并开始口服抗生素，如多西环素。如果他能够耐受多西环素，他应该继续用药 6~8 周，在这一点上，如果没有改善就应该做出改变[34,35]。如果药物有效，R.P. 应在 3 个月后停用多西环素。在多西环素治疗期间应继续外用维 A 酸和过氧化苯甲酰治疗，在抗生素疗程结束后继续使用，以维持治疗效果。如果 R.P. 将来复发，在成功使用口服抗生素后，应使用相同的抗生素进行另一个疗程，转换抗生素不能提供有效治疗，还促进多药耐药性[31]。仅有少数结节存在，如果没有充分验证其他治疗方案就开始口服异维 A 酸是不合适的。

案例 40-4

问题 1： M.J. 是一名 24 岁的女性，她患有斑丘疹性痤疮。她说痤疮通常在月经周期前 1 周恶化，一旦月经开始就会改善。她说已经厌倦使用她的所有面霜，并正在寻找另一种方法来控制她的粉刺。你会为她推荐什么治疗方案？

激素治疗

激素疗法有抗雄激素作用，如口服雄激素受体拮抗剂联合避孕药，是除了口服异维 A 酸以外唯一能抑制皮脂腺过度分泌的疗法。激素疗法对正常及偏高的血清雄激素水平的患者都是有效的，这是因为有些患者尽管血清雄激素水平正常，但毛囊局部对雄激素过分敏感[32]。对于那些没怀孕且近期不想怀孕，正在避孕，有多囊卵巢综合征或有高雄激素综合征的女性中重度痤疮患者来说，激素治疗是一个很好的选择[32]。激素疗法的全身作用排除了在男性患者中的使用。由于激素疗法是通过抑制皮脂腺过度分泌这一早期痤疮致病机制产生药效的，所以疗效的产生需要 3~6 个月[36]。

雄激素受体拮抗剂

螺内酯是一种雄激素受体拮抗剂，且能抑制 5-α 还原酶。每日 25~100mg 的剂量可以通过抗雄激素作用减少痤疮。应每 3 周监测耐受性和血清钾，以 25mg 的增量滴定直至达到最大耐受剂量或 100mg/d。虽然可能发生男性乳房发育、月经不调和高钾血症，但通常螺内酯具有良好的耐受性[32]。女性患者应采取避孕措施，因为使用抗雄激素可能损害男性胎儿的性发育。对于男性患者，效果不如女性患者且有乳房发育的风险，应谨慎使用螺内酯[37]。

联合口服避孕药

雌激素通常与炔雌醇组成复方口服避孕药。它通过减少卵巢雄激素的产生和增加血清中性激素结合球蛋白浓度，从而降低游离睾酮水平，改善痤疮。美国食品药品管理局批准 Ortho 生产的 Tri-Cyclen（炔雌醇，诺孕酮）、Gianvi、Loryna（屈螺酮，炔雌醇）、Nikki、Vestura（屈螺酮，炔雌醇）、Estrostep（炔雌醇，醋酸炔诺酮）和 Yaz（炔雌醇，屈螺酮）这几种药物可用于治疗痤疮。含有左炔诺孕酮、醋酸炔诺酮、屈螺酮、地诺孕素、诺美孕酮、醋酸环丙孕酮、去氧孕烯或孕二烯酮（美国未获批准）的复方口服避孕药的研究已证明对痤疮有效[38]。对照研究并没有发现上述哪一种药物疗效更优。在一些病例中，含有孕酮的一些制剂，如炔诺酮、左炔诺酮，它们的雄激素样效应会掩盖炔雌醇的效应，加重痤疮。相反，使用口服复方避孕药的患者更换复方，这种复方中包含的是有较小雄激素样作用的孕酮如诺孕酯或去氧孕烯后，痤疮症状会好转[39]。其他含雌激素的避孕方式（皮下埋植避孕，避孕环）可能与口服避孕药效果相似，但无相关研究数据证实。

如果 M.J. 近期不想怀孕，激素治疗可能是治疗痤疮的一个很好的选择。由于激素治疗的初始效果缓慢，应该建议她继续使用目前的治疗至少 3 个月。此后，她可以尝试停止局部治疗，继续激素治疗作为痤疮的单一疗法。

结节性痤疮

案例 40-5

问题 1： K.S.，一位 24 岁女性，在 10 岁那年首次发现痤疮。十多岁时，她尝试过外用过氧苯甲酰，外用阿达帕林和口服红霉素治疗，但是疗效不理想。2 年前，她被确诊为多囊卵巢综合征后开始使用 Ortho 的 Tri-Cyclen（炔雌醇，诺孕酮）联合阿达帕林治疗。面部痤疮有好转，但未根治。10 个月前，她曾口服 100mg 米诺环素，每日 2 次。几个月后她感觉有明显好转，但怕复发一直不敢停药。

现在她面部和背部至少散在分布 12 个结节,其间含有丘疹和脓疱。你为 K. S. 推荐什么药理上有效的治疗方案?

药物治疗

口服异维 A 酸

异维 A 酸(Absorica,Amnesteem,Claravis,Myorisan,Zenatane),是治疗结节性痤疮的唯一有效药物,部分原因在于其作用机制。它展示了目前所有用于治疗痤疮的四种作用机制,使其成为唯一有效的单一疗法。口服胶囊的规格有 10、20、30、40mg 四种。大多数患者在系统使用异维 A 酸 1~2 个疗程(每个疗程需 5 个月时间)后,痤疮症状可以缓解数月至数年。虽然这种药物在抑制痤疮方面非常有效,但由于其副作用大,不建议用于轻症的痤疮病例。对于结节性痤疮和痤疮易致瘢痕的患者,应保留它作为最后一线治疗。

对于 K. S. 来说最有效的治疗方法是口服异维 A 酸,初始剂量每日 20mg[相当于 0.5mg/(kg·d)]。如果可以耐受,1 个月后剂量应该增加到每日 40mg[1mg/(kg·d)]。每日剂量分两次服用,与食物同服。为了达到最好的疗效和减少复发,异维 A 酸需要持续治疗至总累计剂量为 120mg/kg,通常需要 5 个月的疗程[33]。剂量越大,产生不良反应的风险越大。K. S. 开始口服异维 A 酸的时候应停用米诺环素,因为异维 A 酸单药治疗有效率高,而且与米诺环素联用会增加颅内高压的风险[34]。一旦开始口服异维 A 酸,也不必继续外用阿达帕林。K. S. 的痤疮在治疗 1 个月后就会有明显的改善,在治疗 3~4 月后皮损渐渐消退。通常不需要治疗第二个疗程。

> **案例 40-5,问题 2:** K. S. 的医生建议她加入 iPLEDGE 项目。什么是 iPLEDGE 项目?当 K. S 口服异维 A 酸时需要了解哪些避孕知识?

异维 A 酸有严重的致畸性[40]。美国食品药品管理局授权的风险评估及缓解策略(Risk Evaluation Mitigation Strategy,REMS)严格控制的风险管理项目,叫 iPLEDGE,管理美国异维 A 酸的处方及分布[41]。这个项目需要所有的患者、医生、药剂师甚至药品销售人员参与,录入药品使用情况和所在地上传至国家数据库。对患者进行全程监护和教育,包括有生育能力但妊娠测试阴性的女性患者,每个月上传数据,包括患者最初及随后的异维 A 酸治疗情况。由于口服异维 A 酸具有致畸性,还应建议患者(男性和女性)在治疗期间和治疗后至少 1 个月内不献血,以防孕妇使用了被异维 A 酸污染的血液制品。

有生育能力的女性患者必须在口服异维 A 酸前 1 个月、使用期间及停药后 1 个月内使用两种避孕方法避孕。其中至少有一种是"首选"的避孕办法。K. S 已经使用一种首选的避孕方法-Ortho Tri-Cyclen(炔雌醇,诺孕酮)避孕。

其他被核准的"首选"的避孕方法包括两侧输卵管结扎、伴侣输精管结扎术、宫内节育器或激素疗法(除了紧急避孕药)。不过,她也应该加上备用方法,如避孕套。这个项目要求所有有生育能力的女患者在异维 A 酸治疗前必须提供两次妊娠测试阴性结果(在有资格的实验室筛选),1 个月后选择避孕方案。该项目还要求每月治疗前、当日治疗后和治疗后 1 个月进行妊娠实验。K. S. 和她的医生每月都需进行项目的验证,并提醒 K. S. 注意避孕。

> **案例 40-5,问题 3:** 如何向 K. S. 说明异维 A 酸的不良反应?

除了其致畸作用外,口服异维 A 酸还可引起许多皮肤病,包括干燥、红斑、脱皮和光敏性[40]。为了尽量减少这种情况,应指导患者在外出时使用日常保湿霜,防晒霜和防护服。还应建议 K. S. 在治疗结束后 6 个月内避免打蜡、皮肤磨削和任何其他皮肤科手术。K. S. 应该知道的其他常见的副作用包括头发干燥、头发稀疏和指甲脆弱。

> **案例 40-5,问题 4:** 在开始口服异维 A 酸之前应该进行哪些实验室检测?

在患者进行异维 A 酸治疗前,无论男女,都应做以下基线实验室检查:血脂、肝功能(包括血清转氨酶和胆红素)、血细胞计数(包括血小板)[40]。为了得到甘油三酯准确的结果,应尽在饮酒 36 小时后及进食 10 小时后采集血标本。在开始使用异维 A 酸 4~8 周内可能会引起血脂水平的改变,也是治疗有效的证明。大约 20% 的患者会有明显的甘油三酯升高[9,42]。甘油三酯水平升高(>400mg/dl)时应采用饮食疗法,并减少酒精摄入。在异维 A 酸治疗过程中需每月监测。血清甘油三酯高至 700~800mg/dl 非常少见。当出现这种情况,需停药或减量并同时口服吉非贝齐,降低血清甘油三酯以减少胰腺炎的发生风险[9]。如果发生胰腺炎,必须停止使用异维 A 酸。对于肝功能及血细胞计数,尽管有的指南建议在异维 A 酸治疗过程中应周期监测,但通常在临床有肝炎或血液恶病质表现时,才需要进行检测[9,16]。

> **案例 40-5,问题 5:** K. S 从未有过抑郁症的相关问题,但医生问询她精神病史和最近状况,并且在 iPLEDGE 患者教育材料中有提及药物能导致抑郁的内容。这让她担心是否会突然有暴力或自杀的冲动。这种风险大吗?

异维 A 酸的注意事项中指出,异维 A 酸可能引起抑郁症(包括自杀倾向)、精神病和暴力行为。这个警告是基于异维 A 酸导致精神症状的案例报道。无论是前瞻性研究还是回顾性分析尚未确定异维 A 酸与抑郁症状之间的因果关系[43]。虽然发生抑郁症的绝对风险很低,但是异维 A 酸导致的抑郁症仍然是服药患者中可能出现的个体化不良反应。所有的重度痤疮患者无论是否口服异维 A 酸都应该随时监测是否出现抑郁症状或加重已有的抑郁症[16]。K. S.

应该被进一步告知,因药物引起的精神症状发生率是很低的。如果她出现了跟药品说明书描述的相似精神症状,她需立即联系医生并停止服用异维A酸。

案例 40-5,问题 6:治疗 3 周后,K. S. 抱怨说眼睛发干,皮肤干,嘴角皲裂出血。该如何处理这些不良反应?

K. S. 应该使用人工泪液来缓解眼睛的干涩,如果几天后仍然感到不适,可以在睡前使用润滑眼膏。她应该多对她干燥的皮肤进行保湿,尤其是洗澡后(见第 39 章)。唇膏或润肤剂的频繁使用,特别是带有防晒功能的,可以用来治疗唇炎。如果症状变得难以忍受,小幅度地减少(如减少 10~20mg/d)异维A酸的剂量可以降低皮肤和黏膜反应的强度。极少需要终止治疗[40]。

(邹颖 译,丁高中 校,鲁严 审)

参考文献

1. Tan JK et al. A global perspective on the epidemiology of acne. *Br J Dermatol.* 2015;172(S1):3–12.
2. Ghodsi SZ et al. Prevalence, severity, and severity risk factors of acne in high school pupils: a community-based study. *J Invest Dermatol.* 2009;129:2136.
3. Mourelatos K et al. Temporal change in sebum excretion and propionibacterial colonization in preadolescent children with and without acne. *Brit J Dermatol.* 2007;156:22.
4. Friedlander SF et al. Acne epidemiology and pathophysiology. *Semin Cutan Med Surg.* 2010;29(2, Suppl 1):2.
5. Yentzer BA et al. Acne vulgaris in the United States: a descriptive epidemiology. *Cutis.* 2010;86:94–99.
6. Nelson AM, Thiboutot DM. Biology of sebaceous glands. In: Wolff K et al, eds. *Fitzpatrick's Dermatology in General Medicine.* 7th ed. Vol. 1. New York, NY: McGraw-Hill; 2008:687.
7. Gollnick H. Current concepts of the pathogenesis of acne: implications for drug treatment. *Drugs.* 2003;63:1579.
8. Kerkemeyer K. Acne vulgaris. *Plast Surg Nurs.* 2005;25:31.
9. Zaenglein AL et al. Acne vulgaris and acneiform eruptions. In: Wolff K, et al. *Fitzpatrick's Dermatology in General Medicine.* 7th ed. Vol. I. New York, NY: McGraw-Hill; 2008:690.
10. Burkhart CN, Burkhart CG. Microbiology's principle of biofilms as a major factor in the pathogenesis of acne vulgaris. *Int J Dermatol.* 2003;42:925.
11. Williams HC et al. Acne vulgaris. *Lancet.* 2012;379:361–372.
12. Magin P et al. A systematic review of the evidence for 'myths and misconceptions' in acne management: diet, facewashing, and sunlight. *Fam Pract.* 2005;22:62.
13. Spencer EH et al. Diet and acne: a review of the evidence. *Int J Dermatol.* 2009;48:339.
14. Archer CB et al. Guidance on the diagnosis and clinical management of acne. *Clin Exp Dermatol.* 2012;37(1):1–6.
15. Chen W et al. Acne-associated syndromes: models for better understanding of acne pathogenesis. *J Eur Acad Dermatol Venereol.* 2011;25:637–646.
16. Zaenglen AL et al. Guidelines of care for the management of acne vulgaris. *J Am Acad Dermatol.* 2016;74:945–973.
17. Eichenfield LF et al. Evidence based recommendations for the diagnosis and treatment of pediatric acne. *Pediatrics.* 2013;131(S3):S163–S168.
18. Gollnick H et al. Management of acne: a report from a Global Alliance to Improve Outcomes in Acne. *J Am Acad Dermatol.* 2003;49(1 Suppl):S1–S31.
19. Du-Thanh A et al. Drug-induced acneiform eruption. *Am J Clin Dermatol.* 2011;12(4):233–245.
20. Rivera AE. Acne scarring: a review and current treatment modalities. *J Am Acad Dermatol.* 2008;59:659.
21. Gamble R et al. Topical antimicrobial treatment of acne vulgaris: an evidence-based review. *Am J Clin Dermatol.* 2012;13(3):141–152.
22. Davis EC, Callender VD. Postinflammatory hyperpigmentation. *J Clin Aesthet Dermatol.* 2010;3(7):20–31.
23. Kosmadaki M, Katsambas S. Topical treatments for acne. *Clin Dermatol.* 2017;35(2):173–178.
24. Zaenglein AL. Topical retinoids in the treatment of acne vulgaris. *Sem Cutan Med Surg.* 2008;27:177–182.
25. Thiboutot D. Versatility of azelaic acid 15% gel in treatment of inflammatory acne vulgaris. *J Drugs Dermatol.* 2008;7:13–16.
26. Degitz K, Ochsendorf F. Pharmacotherapy of acne. *Expert Opin Pharmacother.* 2008;9(6):955–971.
27. Akhavan A, Bershad S. Topical acne drugs: review of clinical properties, systemic exposure, and safety. *Am J Clin Dermatol.* 2003;4:473.
28. Eady EA et al. Is antibiotic resistance in cutaneous propionibacteria clinically relevant? Implications of resistance for acne patients and prescribers. *Am J Clin Dermatol.* 2003;4:813–831.
29. Webster GF, Graber EM. Antibiotic treatment for acne vulgaris. *Semin Cutan Med Surg.* 2008;27:183.
30. Garner SE et al. Minocycline for acne vulgaris: efficacy and safety. *Cochrane Database Syst Rev.* 2012;(8):CD002086.
31. Del Rosso JQ, Kim G. Optimizing use of oral antibiotics in acne vulgaris. *Dermatol Clin.* 2009;27:33.
32. Betolli V et al. Is hormonal treatment still an option in acne today? *Br J Dermatol.* 2015;172(1):37–46.
33. Dawson AL, Dellavalle RP. Acne vulgaris. *BMJ.* 2013;346:1–7.
34. Tan HH. Antibacterial therapy for acne: a guide to selection and use of systemic agents. *Am J Clin Dermatol.* 2003;4:307.
35. Ozolins M et al. Comparison of five antimicrobial regimens for treatment of mild to moderate inflammatory facial acne vulgaris in the community: randomised controlled trial. *Lancet.* 2004;364:2188.
36. James WD. Clinical practice: acne. *N Engl J Med.* 2005;352:1463.
37. Sato K et al. Anti-androgenic therapy using oral spironolactone for acne vulgaris in Asians. *Aesthetic Plast Surg.* 2006;30(6):689–694.
38. Arowojolu AO et al. Combined oral contraceptive pills for treatment of Acne. *Cochrane Database Syst Rev.* 2012;(7):CD004425.
39. Katsambas AD, Dessinioti C. Hormonal therapy for acne: why not as first line therapy? Facts and controversies. *Clin Dermatol.* 2010;28:17.
40. Layton A. The use of isotretinoin in acne. *Dermato Endocrinol.* 2009;1(3):162–169.
41. iPLEDGE: Committed to Pregnancy Prevention. **https://www.ipledge program.com/**. Accessed August 18, 2015.
42. Kaymak Y, Ilter N. The results and side effects of systemic isotretinoin treatment in 100 patients with acne vulgaris. *Dermatol Nurs.* 2006;18:576.
43. Marqueling AL, Zane LT. Depression and suicidal behavior in acne patients treated with isotretinoin: a systematic review. *Semin Cutan Med Surg.* 2007;26: 210.

41 第41章 银屑病

Jill A. Morgan，Rachel C. Long and Timothy J. Ives

核心原则	章节案例
① 银屑病是一种慢性增生性皮肤病,皮损特点为局部性或全身性的轮廓清晰的鳞屑状红斑。目前认为银屑病是一种发生于皮肤改变前的由血管和炎症介导的免疫反应导致的疾病。	案例41-1(问题1)
② 银屑病的诱发因素有:寒冷、焦虑和压力、病毒或细菌感染、表皮损伤、药物等。	案例41-1(问题2和4)
③ 局部外用糖皮质激素是轻症银屑病的首选疗法,优点为可迅速起效、方便,同时有着抗炎、抑制免疫、止痒的功效。	案例41-1(问题5)
④ 轻症银屑病可选的外用疗法有:焦油制剂、蒽林软膏、卡泊三醇、骨化三醇和他扎罗汀。光疗虽然不如外用皮质类固醇方便,但对初期治疗的患者有很好的疗效。	案例41-1(问题6)
⑤ 重症银屑病的治疗目标包括安全有效的治疗疾病和长期维持用药以诱导免疫抑制或恢复细胞的改变。	案例41-2(问题1和2)
⑥ 银屑病性关节炎可以在40%的银屑病患者中发生,症状轻时首选非甾体抗炎药治疗,其次选择免疫抑制剂,如甲氨蝶呤。	案例41-3(问题1)
⑦ 免疫抑制剂常由于其严重的副作用、需长期监测或药物毒性而使用受限,现尚无有效证据显示该类药物对慢性疾病的病情缓解有显著效果。免疫调节疗法,包括T细胞介导剂和TNF-α抑制剂的使用,都是以银屑病的免疫介导机制为理论基础的。	案例41-3(问题2)

流行病学

银屑病(psoriasis)是一种慢性增生性皮肤病,是最常见的免疫介导的疾病之一。在世界范围的发病率为1.5%~3%,常见于北欧人和斯堪的纳维亚人[1-4]。它的皮损特点为轮廓清晰、增厚的红色斑块,或表皮覆有银白色鳞屑。75%的银屑病患者在46岁之前发病[2]。近50%的患者有家族史。现证实染色体上的银屑病易感基因位点至少有36处[5-7],诱导因素(如烟草和酒精、压力、肥胖、皮肤损伤、激素变化)也是银屑病发病的重要原因[3,8]。

发病机制

固有免疫和适应性免疫都参与了银屑病斑块的形成和发展。表皮是身体抵御外界的主要屏障,表皮增殖是固有免疫表达的重要环节。自然杀伤细胞和自然杀伤T细胞参与到银屑病表皮的炎症反应[3,9]。

目前有证据表明银屑病与自身免疫功能异常有关,因为在早期皮损的斑块中发现浸润着大量CD4+和CD8+T淋巴细胞的白细胞。在斑块中同时还发现细胞因子如干扰素-α$_2$和白细胞介素-2[10]。在皮肤淋巴相关性抗原中T细胞呈阳性反应,这是皮肤归巢白细胞的标记。发病机制还包括血管和炎症改变,从而促进表皮的变化[11]。真皮血管改变显示为血管的增生,这同许多其他包括肿瘤生长在内的一些疾病过程类似。许多常用的治疗药物都有抗血管生成的作用[1]。

银屑病表皮的改变是因为表皮细胞移行到皮肤表面并脱落所需的时间发生异常变化,病变的表皮细胞迁徙至皮肤表面并脱落的时间显著缩短(3~4日,而正常细胞需26~

28 日)[12]。这个时间较正常减少了 6~9 倍,使细胞不能正常的成熟并发生角化,临床上表现为弥漫的鳞屑。T 淋巴细胞通过分泌各种生长因子促使角质细胞过度增生[13,14]。记忆 T 淋巴细胞表面有皮肤淋巴细胞相关抗原,可以记住首次抗原位点,故当发生轻微外伤后,T 细胞在角质形成细胞产生的一系列免疫和炎症机制作用下迁移到表皮。在进入皮肤时,这些 T 细胞与由主要组织相容性复合体分子构成的表皮自身抗原复合而构成银屑病的风险。随后 T 细胞因子的释放会进一步加重炎症,增加有标记的(即含有皮肤淋巴细胞相关抗原的)T 细胞,并最终在易感人群中导致银屑病的发生[13,14]。

预后

与糖尿病、癌症和心脏病相似,银屑病患者生活质量的降低涉及社会、心理、生理等方面[15-17]。银屑病虽然是一种可治疗的疾病,但该病无法治愈。乐观的心态和旁人积极的鼓励有利于此病的治疗,使患者易于从心里接受并配合使用一些混乱又困窘的局部治疗,或使用一些有严重不良反应的药物。治疗的目标应该是使银屑病皮损完全消退,尤其是在患者情绪不稳定的时期,如刚开始上学、青春期和暑假期间。

银屑病的临床表现

案例 41-1

问题 1:M. M. ,35 岁,男性,主诉银屑病近期加重,肘部和膝部存在数片较厚的界限清、表面覆盖银白色鳞屑的红色斑块,伴瘙痒,除去鳞屑有红色出血点。这些症状已持续一段时间,一直外用非处方的氢化可的松乳膏和朋友的 0.025%曲安西龙霜止痒。他觉得自从他去多米尼加共和国度假后,病情变得更严重,而且"晒伤很严重",他的病史是非诊断性的。用药无法减轻症状,该患者未经过规范治疗,除了局部用类固醇皮质激素外,他仅仅在最近的旅行中服用了一个疗程的氯喹用来预防疟疾。体检时发现,患者双臂和双腿的屈侧表面可见散在、圆形的覆有鳞屑的红色斑块,头皮和前额易见较厚鳞屑。皮损面积大约占身体总面积(BSA)的 4%。其他的体格检查和实验室检查未见明显异常。

实验室检查和体格检查结果:
血压:132/78mmHg
心率:64 次/min
Na:140mmol/L
K:4.3mmol/L
血尿素氮(BUN):13mg/dl
肌酐:0.9mg/dl
M. M 的临床表现提示了银屑病的哪些典型症状和体征?

大多数银屑病皮损无自觉症状,但也有例外。例如,50%的患者有较明显瘙痒感,还可能发展到严重瘙痒[18]。

还有部分患者反映有刺痛或灼烧感[19]。银屑病的原发皮损为表面覆有鳞屑的丘疹,这些丘疹迅速融合或增大形成圆形红斑或覆有鳞屑的斑块。这种鳞屑是黏着性的,呈银白色,刮去鳞屑后会出现点状出血(被称为 Auspitz 征)。鳞屑可以在头皮变得非常厚密,或在擦烂区出现浸渍和弥散性分布。

活动期银屑病患者的正常皮肤可因皮肤外伤出现新的皮损,如抓痕、晒伤或手术伤口愈合后,其上出现了银屑病的皮损,被称为 Koebner 现象。肘部、膝盖、头皮、臀裂隙、手指甲和脚趾甲都是易发病部位。伸肌表面比屈肌表面受影响更大,但该病通常不影响手掌、脚底和面部。大约 50%的患者甲床可以表现为点状凹陷或聚集丰富的角质化物质。约 50%的患者会出现一种黄棕色的甲下污点("油点"),或出现甲剥离(甲板与甲床分离)[20]。将近 25%的银屑病患者会并发关节炎,同时具有风湿性关节炎和血清阴性脊柱关节病的特征[2,18]。

大多数患者(90%)表现为慢性局限型(斑块型或寻常型),但还有其他几种表现存在[3]。最严重的一型是红皮病型银屑病,一种急性炎症性红斑和鳞屑,大于 90%的体表面积受影响。其次是脓疱型银屑病,皮损常局限于手掌和足底,但也有泛发性的。泛发性脓疱型银屑病和红皮病型银屑病都可以伴发全身症状(高热、心动过速、浮肿、脱水、呼吸短促),如果没有适当的及时治疗会出现生命危险(血容量过低、电解质失平衡、败血症)[21]。点滴状银屑病是指表面覆有鳞屑的点状红斑性银屑病(典型症状出现在 β-溶血链球菌性咽炎之后),常常发生在躯干和四肢。屈侧或皮褶银屑病是红色的有光泽的,皮损鳞屑不明显,外观呈间擦样皮损改变[2]。有趣的是,银屑病皮损很少有继发感染,原因与内源性抗菌肽和 β-防御素的过表达有关[20]。

系统性疾病可能诱发银屑病,包括 2 型糖尿病、克罗恩病、代谢综合征、抑郁和心血管疾病[2,15-17]。内皮细胞、促炎细胞因子的激活及高脂血症使得银屑病发病风险增大[2,17,21]。相较于轻症患者,银屑病加重的同时也增加了代谢性疾病、心血管疾病及中风的发病风险[15]。

M. M. 临床表现涵盖了银屑病的许多典型症状,如系统的、境界清楚的、慢性的、在肘部和膝盖的伸侧及上下肢的曲侧有覆盖银白色鳞屑的红色斑块,除此之外皮疹还累及头皮部位,但躯干和指甲及器官未累及。因为在皮肤晒伤后皮疹加重,Auspitz 征和 Keobner 现象阳性,像 50%的银屑病患者一样,该患者也同时伴有瘙痒症状。

案例 41-1,问题 2:促进 M. M. 银屑病症状进展或加重的因素是什么?M. M. 银屑病病情恶化的潜在原因是什么?

详尽的病史可以显示银屑病皮损加重的原因。大多数患者表示炎热的天气、日光和湿度有助于缓解银屑病,而寒冷的天气皮损有加重趋势。焦虑或心理上的压力也是不利于健康的。病毒或细菌感染,尤其是链球菌所导致的咽炎会使银屑病加重或突然发作。切伤、烧伤、磨损、注射以及其他创伤均可以引出此反应。任何引起皮疹发生的药物都可以发生此反应而加重银屑病。

药物诱导的银屑病

大量药物已被报道既可加重先前存在的银屑病，引起皮损增多，还可促使有或无银屑病家族史的人发病（表 41-1）[23]。抗疟药如氯喹（M. M. 所服用的）有可能在银屑病中起不利作用，而且可引起剥脱性红皮病[24]。而羟基氯喹不会这样（除了一例病例报道），75% 银屑病性关节炎患者对其反应较好[24]。因此，当使用羟基氯喹和氯喹用于对抗当地的疟原虫（参见第 81 章），进行疟疾的预防性给药时，建议银屑病患者使用羟基氯喹[24]。

表 41-1

据报告能诱导银屑病的药物

麻醉剂	普鲁卡因
抗生素	阿莫西林，氨比西林，咪喹莫特，青霉素，磺胺类，特比萘芬，四环素，万古霉素，伏立康唑
抗炎药	皮质类固醇（停药后），非甾体抗炎药（吲哚美辛、水杨酸盐），美沙拉明
抗疟药	氯喹，羟基氯喹
心血管药物	乙酰唑胺，胺碘酮，血管紧张素转换酶抑制剂（依那普利，赖诺普利），β-受体阻滞剂（阿替洛尔，美托洛尔，普萘洛尔，噻吗洛尔），钙通道阻滞剂（二氢吡啶，地尔硫䓬，维拉帕米），可乐定，地高辛，吉非罗齐，奎尼丁
H_2 受体拮抗剂	西咪替丁，雷尼替丁
激素	氧雄龙，孕酮
阿片类镇痛剂	吗啡
精神药物及神经药物	碳酸锂，文拉法辛，氟西汀，卡马西平，奥氮平，加巴喷丁，奥卡西平，替加滨，丙戊酸，扎来普隆
其他药物	碘化钾，汞，α-干扰素，β-干扰素，粒细胞-巨噬细胞集落刺激因子（GM-CSF）

来源：Kim GK, Del Rosso JQ. Drug-provoked psoriasis: is it drug induced or drug aggravated? *J Clin Aesthet Dermatol*. 2010; 3: 32-38; Basavaraj KH et al. The role of drugs in the induction and/or exacerbation of psoriasis. *Int J Dermatol*. 2010; 49: 1351; Facts & Comparisons eAnswers. Accessed August 21, 2015, with permission.

锂也可促发银屑病，而且可通过对细胞动力学的影响（增加循环的中性粒细胞、加速中性粒细胞的生长、促进表皮细胞增殖）而对抗治疗作用[22]。然而，银屑病并非锂治疗的常见禁忌证。一旦这些反应发生了，可以应用更强效的银屑病治疗方法，而锂治疗仍可继续下去[22]。

β 受体阻滞剂和一些非甾体抗炎药（NSAIDs）也可以促发银屑病样损害[22]。因为锂和普萘洛尔都能抑制环磷酸腺苷（cAMP），所以环核苷类可能参与了银屑病的发病和临床过程。趋化物质——包括 12-HETE（羟甘碳四烯酸）和白三烯类——可以在一些使用吲哚美辛的患者表皮中积累，从而促发银屑病[22]。

与其他非甾体抗炎药相比，吲哚美辛选择性抑制环氧化酶，该作用强于它对花生四烯酸代谢途径中脂氧合酶的作用。因此，虽然报道某些 NSAIDs 药物可改善银屑病症状，但是吲哚美辛对银屑病患者有更显著的不利影响[22]。

脓疱型银屑病也可因停用系统性皮质类固醇药物或停用大面积封包的强效局部外用类固醇皮质激素而突然发作[25]。除此以外，由于系统性使用皮质类固醇后停该药可能有致命风险，因此已不再将系统使用类固醇皮质激素作为银屑病的常规治疗方法。

氯喹的预防性用药、加勒比海晒伤、曲安西龙快速耐受是导致 M. M. 银屑病的加重因素。

银屑病的分类

案例 41-1，问题 3：如何对 M. M. 所得的银屑病进行分类？

银屑病皮损面积及严重程度的自我评估指数（Self-Administered Psoriasis Area and Severity Index, SAPASI）是一种有效的评价方法，可以用来评估患者疾病的严重程度以及对治疗的反应。它与标准的临床评估工具密切相关，即——银屑病皮损面积及严重程度指数（Psoriasis Area and Severity Index, PASI），包括受累部位所占的比例和皮疹的严重程度的量化[26,27]。PASI 75（PASI 评分降低 75%）在 3 个月的基线值已经成为评估系统用药疗效的重要指标（见 http://escholarship.org/uc/item/18w9j736，*Dermatol Online J*. 2004 Oct 15; 10（2）: 7，这个参考是学习 PASI 和 SPASI 很好的参考）[28]。

美国银屑病基金会已经发布了临床关于疾病严重程度的共识声明。相较于使用一个轻度（小于 5% 的 BSA）、中度（5%～10%）、重度（大于 10% 的 BSA）的分类方法，声明建议分为两类患者，一类是局部用药的患者（小于 5% 的 BSA），一类是使用系统用药或光疗的患者（大于 5% 的 BSA）[27,28]。

M. M. 为轻症银屑病患者，因其目前的 BSA 中只有不到 5% 的银屑病受到影响，所以应选用局部用药。

轻症银屑病的治疗

目前有许多用于治疗银屑病的局部和全身使用的药物，如从单一局部润肤剂到用于治疗比较顽固的皮损的系统的强效免疫抑制剂。治疗方案是由病变的严重性、成本、便利性和患者对药物的反应来决定。症状轻的患者可以采用局部治疗（表 41-2）。面积大于 5% 体表面积的患者需要更专业的全身治疗或光疗（表 41-3）。非药物治疗也很重要，可用水疗辅助治疗。

表 41-2

银屑病(轻度至中度,小于 5% 的 BSA)治疗的局部用药

治疗方法	优点	缺点
润肤剂	是所有治疗的基本辅助方法;安全;价格不高;可减少鳞屑、痒感及相关的不适感	单用时缓解效果作用差
角质松解剂(水杨酸,尿素,α-羟酸[如羟基乙酸和乳酸])	减少角化过度;使其他局部用药更好地穿透皮肤;价格不高	单用时缓解效果很较低;非特异性,大面积应用水杨酸时可出现水杨酸中毒反应(耳鸣、恶心、呕吐)
局部用皮质类固醇制剂	起效快;可控制炎症反应和痒感;适于摩擦部位及面部;使用方便;清洁;是银屑病局部治疗中应用最普遍的	短暂缓解;连续使用效果较差(快速抗药反应);停药后可引发疾病突然发作;在皮肤恢复正常状态后连续使用会出现皮肤萎缩、毛细血管扩张、萎缩纹;价格高;可能有肾上腺抑制作用
煤焦油	对头部轻度少许鳞屑的皮损尤其有效;新制剂外观更有吸引力;与 UVB 联用(如 Goeckerman 方案)可提高功效	只对轻度或头皮银屑病有效;使用不便;易污染衣物和被褥,不包括皮肤;强烈的气味;毛囊炎和接触性过敏症(遗传性过敏症患者哮喘吸入蒸汽后会发生支气管痉挛);在动物中有致癌性
蒽林(地蒽酚)	对广泛分布的、难控制的斑块有效;能长期缓解症状;推荐用于短期集中治疗;与 UVB 联用(如 Ingram 方案)可以提高功效	棕紫色染色(皮肤、衣物和洗澡装置);刺激正常皮肤和身体屈侧皮肤;使用时要小心;能促发全身银屑病
钙泊三醇及骨化三醇	和局部外用皮质类固醇有同样效果,虽然见效慢,但没有长期使用皮质类固醇的不良反应;使用方便;耐受性好	起效慢;价格高;对骨代谢有潜在作用(高血钙);面部和摩擦区域发生刺激性皮炎;孕妇禁用
他扎罗汀	长期有效;使用方便(每日 1 次,凝胶);维持治疗;可用于头皮和面部;与局部皮质类固醇联合使用	起效慢;局部刺激和瘙痒;有致畸性(做好充分的节育措施)
UVB	在维持治疗时有效;可以消除局部类固醇药物出现的问题	价格高;必须在专门的部门治疗;晒伤(加剧银屑病);光老化;皮肤癌

表 41-3

重症银屑病的治疗用药(大于 5% 的 BSA)

治疗方式	优点	缺点
PUVA	有效率 80%;"晒黑"效果在美容的方面是令人满意的	时间较长;价格高;必须在专门的部门治疗(有限制性);晒伤(加剧银屑病);光老化;黑色素瘤和非黑色素瘤;孕期和哺乳期禁忌
阿维 A	效果比其他全身药物差;如果使用 PUVA 或 UVB(如 RePUVA 或 ReUVB)可提高疗效;比甲氨蝶呤的肝毒性小	有致畸性(做好充分的避孕措施);禁忌证:肝肾功能障碍、药物或酒精滥用、高甘油三酯血症、维生素 A 过多症
甲氨蝶呤	对皮损、关节炎和银屑病指甲损害均有效	肝毒性(定期肝活检);骨髓毒性;叶酸有助于控制口腔炎(但不能抵抗肝肺毒性);药物间相互作用;孕期和哺乳期禁忌;药物或酒精滥用禁忌;急性感染期慎用
环孢素	毒性大且缓解时间短暂,已被用于病变广泛的对其他药物无反应的疾病;然而,低剂量时可以改变病理生理学并改善病情,可在变换治疗时使用;能缓解症状,在交替疗法中的地位逐渐提高	肾损伤;抑制性治疗(停药后复发);提高皮肤癌、淋巴瘤及实体癌发生的危险;光毒性;禁忌证:孕期和哺乳期、高血压、高尿酸血症、高钾血症、急性感染
免疫调节药物(依那西普,英夫利昔单抗,阿达木单抗,戈利木单抗,苏金单抗,碘克珠单抗)	特异性靶组织治疗作用;对中重度皮损和关节炎有效;持续缓解作用	价格昂贵;肠胃外疗法(需要在专门的地方进行);长期安全性未知;严重感染的危险性增加

PUVA,补骨脂素联合 UVA;RePUVA,维 A 酸 PUVA;UVA,紫外线 A;UVB 紫外线 B

初始疗法

非药物方式

银屑病对情绪或心理的干扰通常比人们所认识的严重,该病使患者不愿参加有可能使皮肤暴露于阳光下的体育活动或其他户外活动。即使日光照射对大多数患者有益,但因这样可能会暴露皮损处,所以他们仍不愿意去晒太阳。此外,如果银屑病皮损出现瘙痒,并经搔抓后,病变部位有可能进一步恶化(如外伤部位出现银屑病皮损)。许多患者常常最终绝望地改变了他们的生活方式或盲目地使用一些非传统药物和治疗方法。

情感的支持应该从解释银屑病的状况开始。需要让 M. M. 安心,许多银屑病患者和他一样承受痛苦,银屑病不是传染性或致命性的疾病;虽然至今仍不能治愈,但病情还是可以被控制的[29]。患者一旦知道临床有很多可供选择的治疗方法,心理上会得到一定程度的慰藉。心理上的鼓励和支持使患者更易于接受较复杂又污浊的局部治疗或口服副作用较大的药物。

局部用糖皮质激素

局部外用类固醇皮质激素可以有效地治疗银屑病,因为它们具有抗炎、抗有丝分裂、免疫抑制和止痒的作用[25,30,31]。这些特性可以用磷脂酶 A_2、DNA 合成和表皮有丝分裂活性的减少以及它们引起的血管收缩来解释。它们能迅速缓解症状,患者认为此类药使用方便、容易被接受。另外一种优势,轻度和中等强度的皮质类固醇在短期内可以用于面部的皮肤损害或间擦区域或用于维持治疗[32]。但由于速发型过敏效应,局部外用皮质类固醇连续使用会削弱药物疗效,而且长期用药会引起典型的皮质类固醇不良反应(皮肤萎缩、毛细血管扩张以及出现紫纹)。皮肤较薄的部位(面部和间擦区域)尤其易受影响[33]。

通常银屑病是皮质类固醇抵抗性疾病。因此,必须使用更高效的类固醇皮质激素,并在药物治疗部位进行塑胶封包(例如,在局部使用类固醇皮质激素治疗的区域上方覆盖塑料食品袋)(参见第 39 章的表 39-7,表中有局部外用皮质类固醇制剂的分类)。较低效的药物更适用于间擦区域及面部以维持治疗。强效氟化皮质类固醇使用需要谨慎,如果必须使用只能短期用于面部和屈侧皮肤处。应用高效皮质类固醇后 25% 银屑病患者皮损可以在 3~4 周内清除,50% 患者的皮损清除率为 75%[34]。

间断用药或“脉冲式治疗”似乎可以发挥更好的长期效果,还可以减少快速抗药反应和副作用的发生。持续使用皮质类固醇治疗的另一个缺点是停止治疗后会出现银屑病的急性发作[35]。因此使用类固醇皮质激素不能持续用药超过 3~4 周,而且不能在全身都用皮质类固醇治疗[33,34]。局部用皮质类固醇有时可以引起下丘脑-垂体-肾上腺(HPA)轴的可逆性抑制,以清晨血清皮质醇水平的降低为标志[33]。对于较轻的广泛的皮损,局部用皮质类固醇最好是作为辅助治疗。在发病期间,皮质醇有助于减少炎症、消退红斑和减少刺激,使受累区域在使用其他刺激性药物时不发生刺激反应,如煤焦油、蒽林、卡泊三醇或他扎罗汀。

短期局部使用高效皮质类固醇使得 M. M. 的这种红色斑块性银屑病的“突然发作”。对于慢性皮损局部使用如钙泊三醇、煤焦油或蒽林联合中波紫外线(UVB)治疗前,局部用皮质类固醇有助于减轻炎症、发红及刺激感。局部皮质类固醇制剂也可持续用于面部和屈侧皮肤,这些部位对于以上局部药物耐受性差。头皮的银屑病可以用皮质类固醇凝胶、洗剂或气雾剂治疗,在头皮内涂揉煤焦油香波 5~10 分钟,然后冲洗干净,这样对脱屑和瘙痒疗效更好。

人们观察到每日使用皮质类固醇 1~2 次,同每日频繁使用(皮质类固醇水库效应)有相同的效果,或前者更有效,而且还比后者价廉。患者应该在洗澡后上药,睡觉前封包,可能的话白天再用一次,但不用封包,随着皮损的消退,封包应该逐渐减少或停用,并应增加润肤剂的使用,皮质类固醇的作用要减弱。皮损消失后,可以间歇地继续使用皮质类固醇[如用 1~2 周,停 1~2 周;或隔天使用(如第 1、3、5、7 日)]。

局部替代疗法

适合病变局限的轻中度银屑病患者的有效局部疗法用药包括天然煤焦油、蒽林、钙泊三醇、骨化三醇和他扎罗汀[31]。虽然蒽林有刺激性,而且煤焦油和蒽林都常常污染衣服和皮肤,且使用不方便,但它们的有效性是经过临床长期验证的,可以作为初始治疗的一个用药方案。而且长时间应用这些药物中的任何一种都不会发生快速抗药反应。皮质类固醇一旦减轻了炎症和红斑,或者当高效皮质类固醇每日 2 次联合睡前使用煤焦油作用不明显时,钙泊三醇软膏每日 2 次或他扎罗汀凝胶每日 1 次对治疗银屑病的突然发作及继续减轻症状都有效。软膏制剂对银屑病患者是有益的,因为软膏有助于增加斑块的水分(与霜剂相比,后者使斑块更干燥)。单独使用保湿剂或润肤剂均对银屑病有帮助[31]。

煤焦油

天然的煤焦油是分子量上万碳氢化合物的混合物[31,36]。它是经过长期临床验证的一种治疗银屑病的有效药物。它通过酶抑制作用和抗有丝分裂作用(抗增生和抗炎作用)[36]。焦油和中波紫外线(UVB)(如 Goeckerman 方案)联合应用的效果使焦油在 20 世纪 20 年代开始越来越流行。2%~10% 的焦油被加工成霜剂、软膏、洗剂、凝胶、油剂、香波以及煤焦油溶液(液状含碳清洁剂)。最新纯化制剂用的是精炼的煤焦油,相较以前不太污秽,更容易被接受,但治疗效果可能不如以前[36]。焦油对轻中度患者效果较好,焦油香波对头皮的银屑病很有效。大体上说,焦油潜在的副作用比蒽林低,与局部用皮质醇相比更低。然而,由于焦油的任何一种剂型都比较污秽,会沾污皮肤和衣物,而且还有异味,与蒽林相比作用弱,所以虽然它价格适中,有更新的外观而吸引人的产品出现,但对大多数银屑病患者来说仍被列为治疗的二线药[33,37]。

通常每日用药1次或2次,睡前用药(夜用的香波或霜剂)对头皮银屑病尤其有效。应该提醒患者注意焦油污染衣物和被褥的特性。其他副作用包括光敏感性、痤疮型药疹、毛囊炎和刺激性皮炎。应该注意避免在面部、屈侧和外阴部使用焦油,由于焦油的刺激性,此类制剂也不用于炎症性银屑病。

存在于煤焦油中的大量芳香族碳氢化合物可能被表皮微粒体酶代谢为活性致癌物质。由于工业上接触焦油的时间逐渐延长,角化过度性皮损——包括鳞状细胞癌——的发生率有所提高;然而,对已经使用过焦油制剂的银屑病患者的广泛回顾尚未发现癌症发生的危险升高[38]。

蒽林(地蒽酚)

蒽林(在英国被称为地蒽酚),通过抑制DNA的合成、有丝分裂活性以及相关抑制细胞增生的重要的酶起作用[31,34]。治疗泛发的银屑病斑块很有效,但最近几年因为各种吸引眼球的化妆品制剂蒽林的使用而减少,夜间应用硬糊膏(Lassar贴中的蒽林)或与煤焦油浴和UV光(如Ingram方案)联合使用,大多数慢性斑块型银屑病病例皮损大约在3周内消退。蒽林主要的缺点是有刺激性,而且会沾污皮肤和衣物。如果用于不稳定型银屑病(如斑块型转变成脓疱型),蒽林也可以促成全身性银屑病突然发生。

标准的蒽林治疗方案为每日1次应用1%或1.2%的霜剂(分别为Dritho-Crème HP及Zithranol-RR),用于短暂接触治疗(SCAT;应用20~30分钟,然后洗掉)。限制其使用的一个因素是皮肤、头发、衣服、家具和床上用品在使用后被染成棕褐色到紫色。应该使用塑料手套,使用旧的床单和旧衣服睡觉。因为它有刺激性,故应该避免接触面部、眼睛、黏膜及非银屑病皮肤。刺激性是一个问题,应每48小时内进行一次评估。患者可在病灶周围涂抹凡士林以隔离蒽林与健康皮肤。应每日使用蒽林用于银屑病的清除,然后以每周1次或2次进行维持治疗,在2~3周后起效。短疗程治疗5周后,50%的患者能清除32%的病灶,改善率超过75%。这些方案在治疗效果上与Ingram方案及局部用皮质类固醇方案相当,并且相关不良反应较少[33,39]。

钙泊三醇

钙泊三醇(在欧洲称为卡泊三醇),一种局部外用维生素D_3类似物,可以抑制角质细胞增生,有抗炎作用[31,40]。以乳霜、软膏、泡沫或溶液的形式使用,每日2次。虽然钙泊三醇全身吸收很少,且钙泊三醇对钙和骨代谢的维生素D的作用(骨代谢的维生素D样效果)比1,25-二羟维生素D_3低100~200倍,但是仍应该监测血清钙水平和尿钙排泄,以防止钙和骨代谢方面的严重不良反应。每周使用剂量应不超过100g,超过该剂量对钙和骨的代谢有不良反应。

其他不良反应发生在大约30%使用卡泊三醇的患者身上,包括对皮损和皮损周围的刺激、烧灼感、刺痛感、瘙痒感、红斑及脱屑,妨碍了在面部和间擦部位的使用。当同时外用水杨酸时,钙泊三醇将失活[41]。

对于大多轻到中度银屑病患者,钙泊三醇是主要选择的外用药物。该药有效、易用、无味、不染色(乳霜、软膏或头部溶液)。在使用卡泊三醇治疗时,通常同时结合外用糖皮质激素,钙泊三醇应用2周后,大多数患者的银屑病斑块虽不能根治,但可明显改善[42]。最显著的效果见于6~8周。接受治疗的57%患者中,75%以上的斑块消退,这与皮质类固醇治疗达到的效果有可比性(虽然效力发生缓慢,并且相关的皮肤刺激感较重)[30,39]。该药尚未出现快速抗药反应问题[42]。

骨化三醇

骨化三醇是一种抑制角质形成细胞增殖的维生素D3活性形式。药膏每日涂抹2次,避免面部、眼睛和嘴唇部位。使用剂量不应超过每周200g。约25%的患者可出现高钙血症,在钙水平恢复正常之前,骨化三醇应坚持使用。据报道,骨化三醇也可导致肾结石、高钙尿症和皮肤刺激,其皮肤刺激症状小于卡泊三烯。值得注意的是,当骨化三醇联合光治疗时,由于骨化三醇会被紫外线及其载体灭活[43],应在光治疗后应用骨化三醇。骨化三醇疗效最早见于2周,峰值在8周左右,与钙泊三醇效果类似。约65%的患者继续在治疗52周时症状改善[44]。

他扎罗汀

他扎罗汀是一种局部使用的人工合成的维A酸,可以快速代谢为生物活性代谢产物——他扎罗汀酸[31,45]。通过与皮肤表面维A酸受体的相互作用调节基因转录,维A酸可以调节不正常角质细胞的分化,减少过度增生和银屑病相关的炎症反应[45]。治疗成功率与类固醇皮质激素有可比性(可清除全身皮损的52%;清除躯干和四肢皮损的70%)。与类固醇皮质激素相比较,他扎罗汀治疗银屑病的优点在于治疗后可以维持较长时间[34,46]。因为局部皮肤刺激感和瘙痒感是使用该药的常见不良反应,它与皮质类固醇的联合治疗不仅提供相加效果,而且还减少维A酸所致的刺激感[47]。口服用维A酸被认为是致畸剂,他扎罗汀作为一类X药物,怀孕期间应禁用;应该警告女性患者本药有潜在危险,必须充分避孕[45,46]。

与钙泊三醇相似,他扎罗汀也起效缓慢。它通常被制成凝胶状,比起乳膏状的外观,凝胶对患者更具有吸引力。他扎罗汀每日只需用药1次,这可以帮助提高患者的用药依从性。

光疗法

紫外线(UV)光疗法治疗银屑病具有悠久的历史。与免疫抑制治疗不同,光治疗被认为是靶向免疫效应细胞并上调调节性T细胞。光疗也可逆转表皮屏障异常,从而恢复皮肤稳态[48]。如果在当地可以使用紫外线,则可以将其作为门诊治疗手段和家庭治疗的新选择[49]。与生物制剂治疗相比较而言,光治疗可长效缓解症状,而且在合理成本内较生物制剂产生的毒性小[60]。不同的方案需要每日照射或每周多次照射,每次照射的时长也不同,这取决于患者的个体差异性。UVB 对银屑病患者有优质疗效,它可以在 24 小时产生最小的红斑,通常在 4 到 6 周可清除银屑病的皮损。

紫外线 B(UVB)

UVB(日晒伤光谱,290~320nm)可诱导嘧啶二聚体形成,抑制 DNA 合成,减少银屑病表皮中的 T 细胞(如 UVB 有抗增生作用和局部免疫作用)[25]。UVB,不同于 UVA,它不需要额外的增敏剂(如补骨脂素)就可以起效。UVB 通常被认为是比较舒适的治疗方法,而且相对无毒。通常,60% 的慢性斑块型银屑病患者可以痊愈,而另外有 34% 的患者在治疗 7 到 8 周后 75% 的皮损消退[35]。日光的热量和湿度可以加强 UVB 的治疗作用。窄谱中波紫外线(NB-UVB),波长 311nm,已发现比中波紫外线(BB-UVB)更有效[51];但相对于补骨脂素联合 PUVA 在清除银屑病损害方面并没有优势[52]。补骨脂素短期的不良反应(如恶心、头痛),高发生率的光毒性(红斑)和在治疗后佩戴护目镜引起的不便,可能会抵消掉 PUVA 良好的疗效。比较 PUVA 和 NB-UVB 的文献综述认为,PUVA 能更好地清除银屑病病灶,疗程较短,维持缓解时间更长;但必须平衡 PUVA 疗效和 PUNA 诱发皮肤癌的风险[53]。在另一篇文献中,NB-UVB 比 BB-UVB 更有效,也比 PUVA 更安全[54]。

然而,PUVA 的更大疗效可能会被补骨脂素的短期副作用(如恶心、头痛)、更大的光毒性反应(红斑)发生率以及治疗后佩戴光防护眼镜的不便所抵消。目前,现有数据表明选择 NB-UVB 更好,与 PUVA 相比,NB-UVB 致癌风险小,对儿童和孕妇来说是安全的,它没有药物相关的(补骨脂素)不良事件,并且不要求使用保护镜。尽管没有明确证据,但据推测,相较于 PUVA 疗法,NB-UVB 产生的长期光损伤和皮肤癌的发生率更低。每周使用 UVB 治疗 3 次。人们一直认为在照射 UVB 前使用润肤剂(例如凡士林,矿物油或"婴儿"油,优色林)预处理,可以通过除垢或增强 UVB 渗透来改善效果,实际上会抑制其渗透,因此不宜使用[55]。皮损清除后,2~4 个月后逐渐减少用量,直至最后停药。紫外线辐射和日光照射的危险性相似,可以导致晒伤、光老化及皮肤癌。联合 UVB 和蒽林(Ingram 方案)或 UVB 和焦油(Goeckerman 方案)的治疗方案已被应用多年,从理论上说,它们吸取了焦油和蒽林光敏性的优点。Goeckerman 方案指联合使用 UVB 光和 1%~10% 的粗煤焦油,包括每日使用煤焦油至少 4 小时,同时进行 UVB 治疗。粗煤焦油已被证明优于清洁的焦油制剂和其他焦油衍生物,在宽带 UVB 光照射之前 2 小时使用即可。相对于油腻的凡士林软膏来说,亲水性软膏在美容和使用简易方面更具优势[56]。Ingram 方案结合了每日使用蒽林加煤焦油洗浴并照射 UVB,比 UVB 单独治疗效果好。Goeckerman 方案和 Ingram 方案都能在 6 周内清除 75% 慢性斑块银屑病患者的皮损(仅用 UVB 照射只能清除 56%)。在联合组中,清除病变所需的总的治疗用量和总的 UVB 量要少很多[57]。经典治疗方法并不规范,不同的治疗方案用于不同的病情。如果全身治疗无效或有禁忌,可首选蒽醌与强效皮质类固醇或煤焦油联合方案[58]。Goeckerman 方案和 Ingram 方案

都能在 3~4 周内减轻广泛分布的皮损程度,促使症状减轻,可以维持几周到几个月,还可减少 UVB 照射的长期不良反应[57]。目前新的关注点在于 Goeckerman 方案在生物制剂耐受的患者中的应用[59]。总的来说,M. M. 治疗的首选方法是每日 2 次高效皮质类固醇软膏和夜间使用焦油软膏。如果这样无效,可以每日加用 2 次钙泊三醇软膏,或者连续 8 周每日 1 次他扎罗汀凝胶。一旦病情控制,M. M. 可用钙泊三醇或他扎罗汀,而不应局部用皮质类固醇制剂;这些产品不会引起皮质类固醇所致的萎缩症,而且也没有潜在的与局部皮质类固醇相关的系统性不良反应的可能性。顽固病例可以局部使用蒽林,可联合或不联合 UVB。

重症银屑病的治疗

案例 41-2

问题 1:G. L. ,42 岁,男性,有多年银屑病史(通常是局部),目前超过 80% 的体表面积呈现弥漫的红色斑块样皮损。这些区域均发炎,而且他用于维持治疗的局部药物(蒽林)引起了疼痛和刺激感。他对最近局部疗法出现的不适感很灰心。为了减轻红肿和瘙痒,他已经重新开始使用局部皮质类固醇治疗,但价格太高,不能长期使用。他无心血管、肾脏或肝脏疾病,未服用系统性药物。他是一个商业顾问,自己经营事业。目前 G. L. 最适合哪种系统治疗方法?

银屑病的系统治疗方法包括 PUVA、阿维 A(全身性维 A 酸)、甲氨蝶呤、环孢素和阿普斯特。生物制剂抗细胞因子药物包括 TNF-α 抑制剂(英夫利昔单抗、依那西普、阿达木单抗、戈利木单抗、乌司奴单抗和塞库单抗)目前也已经用于银屑病的治疗[60]。尽管 PUVA 和甲氨蝶呤应用较多,但环孢素和免疫调节药物的使用亦逐渐增多,因为这些药物治疗重度银屑病取得越来越多的经验[25,61]。药物的选择取决于患者及药物的特点。由于银屑病患者通常终身患病,所以治疗的目的不仅仅是在特定时间内安全而有效地稳定病情,而且还要在长期间维持安全有效的治疗。即使在终止 UVB、PUVA 和甲氨蝶呤治疗后,通常也可以实现银屑病的长期维持治疗。从组织学观点来看,这些药物能诱导生长周期细胞的改变。相反,部分至相对足量的阿维 A 或环孢素两种药物有必要应用维持量保持这两种药物的疗效,可能是因为它们导致的是抑制性而非生长周期细胞的组织病理学改变。例如很多患者在停用环孢素 2~4 个月后,病情会复发且恶化[62]。同样的,生物疗法显示出了令人满意的抗银屑病效果。然而已有报道发现,随着使用时间的延长,其治疗的效果在逐渐减弱。值得注意的是,已经证明将 NB-UVB 加入已经对免疫调节剂失去疗效的成人中度至重度病例中,可以恢复初始的疗效[63]。

光化学疗法

光化学疗法把补骨脂素和 320~400nm UVA(PUVA)结合在一起。补骨脂素(甲氧沙林、8-甲氧补骨脂素、三甲沙

林）是一组光敏性化合物，吸收 UV 后同时具有抗增殖和免疫调节的功能。当它们被 UVA 光催化后，补骨脂素形成单功能化合物及与嘧啶基的交联物。PUVA 还抑制细胞因子的释放，并减少表皮和真皮 T 细胞。如果用 T 细胞减少的程度和在迟发超敏反应的减少量来衡量，PUVA 对皮肤的免疫调节效果比 UVB 好得多。由于低曝光率，对头皮和指甲使用 PUVA，效果并不明显[64]。使用该疗法后症状减轻持续的时间比 UVB 长。在无 UVA 的情况下补骨脂素单用无活性。光化学疗法用来控制严重的顽固性、致残性斑块型银屑病。经过 4～8 周的 10～20 次治疗，超过 80% 的患者的症状得以改善，可以用间歇式（每月 2 次）治疗方法来维持[64]。UVA 比 UVB 更能穿透更深的皮肤，而且对真皮有显著效果。PUVA 的使用需要谨慎，并要坚持严格的光保护措施。不愿意接受 PUVA 相关预防措施的患者可以选择 UVB 治疗，因为 UVB 的应用没那么严格。UVA 治疗作用的峰值范围为 320～335nm。甲氧补骨脂素是应用最广泛的药物，口服剂量是 0.6～0.8mg/kg 体重，四舍五入至最接近的 10mg，在照射 UVA 前 1.5 小时使用[52]。起始剂量据患者的皮肤类型（如晒伤的容易程度、先天的皮肤颜色）来选择。其他联合 UVA 的治疗包括卡泊三醇-PUVA（D-PUVA）和维 A 酸-PUVA（RePUVA），这两种方案比单独用 PUVA 效果更好[51]。急性光毒性不良反应，如部分深度烧伤、红斑和水疱，与剂量有关，因此急性不良光毒性效应是 PUVA 光化学疗法的严重但可预防的并发症[65]。其他急性不良反应包括呕吐、无力、头痛、瘙痒及色素沉着。应当继续使用局部糖皮质激素治疗，直到银屑病得到控制。如果在 PUVA 开始时停用局部类固醇皮质激素，通常会加剧银屑病。PUVA 治疗后，患者应该穿上保护性衣服（长袖、高领），涂上可过滤 UVA 和 UVB 的防晒剂，并戴上阻挡 UVA 的太阳镜（参见第 42 章）。因为甲氧沙林的半衰期短，6～8 小时内削减 80%，所以，在 PUVA 治疗后 8 小时内物理屏障的作用非常重要。更令人担忧的是它潜在的长期不良反应：诱变性、致癌性及白内障形成。一项研究综述表明：PUVA 治疗后非黑色素瘤皮肤癌的风险增加[66]，累积的 PUVA 治疗与鳞状细胞癌有关（治疗次数大于 260 次的患者与小于 160 次的相比，癌症发生率提高 11 倍）[67]。男性患者发生生殖器鳞状细胞癌的危险性增高。照射 PUVA 与发生恶性黑色素瘤的危险性有一定的关系。目前看来，黑色素瘤发生的危险性增加与高剂量照射 PUVA 有关，呈剂量相关性。在首次照射 PUVA 后，危险性首次出现在 15 年以后[67-69]。一项对超过 13000 患者参与的队列研究评估了治疗方案与其诱发肿瘤的风险发现，无论是在皮肤病或非皮肤病方面，使用煤焦油治疗的患者都没有增加恶性肿瘤的风险，因此煤焦油疗法被认为是一种安全的治疗方案[70]。PUVA 治疗应该避免长期维持治疗和累积剂量过大。治疗时应遮住面部和会阴部，早期阶段每年进行体格检查以防皮肤癌的发生，并减少其他光化学疗法的远期不良反应。局部补骨脂素治疗有很强的光敏感性，因此难以控制。然而，应用 0.1% 甲氧沙林后小剂量 UVA（如小于通常 PUVA 口服剂量的 20%）局部照射治疗已被应用，并可防止胃肠道不良反应[64]。

系统治疗

阿维 A

第二代全身使用的阿维 A 能够有效治疗顽固性银屑病。这种药的抗银屑病作用是：除抗炎作用外，还可调节表皮分化的能力和免疫功能[71]。后者可减轻银屑病伴发的关节炎[25,64]。阿维 A 是阿维 A 酯的主要代谢物，是重症银屑病的二线用药。它比阿维 A 酯的亲脂性小 50 倍，半衰期相对较短，然而，患者服用任何阿维 A 酸类产品仍应密切监测。阿维 A 适用于接受过 PUVA 广泛照射的患者，可以在 PUVA 治疗前给药（1～3 周），这样可加快反应速度，还可以用于对 UVB 联合蒽林或焦油治疗无反应的患者，或用于不适合甲氨蝶呤治疗的患者[72]。为防止复发恶化，大多数患者都需要维持治疗或间歇治疗[73]。评估患者对阿维酸的反应应以 4 周为间隔进行剂量滴定，以便以最小的不良反应达到治疗效果[74]。阿维 A 还有很多其他副作用，包括维生素 A 过多综合征（如皮肤干燥、变薄、变脆弱，口唇皲裂、鼻黏膜干燥，脱皮，秃头，以及甲营养失调）、类维生素 A 过多症的皮疹、儿童脊髓外肌腱和韧带的钙化以及骨骼的改变、血清甘油三酯和胆固醇水平增高的高脂血症，以及肝酶的改变和肝炎[75]。目前发现许多患者因维 A 酸治疗量不当和突然停止治疗出现不良反应。局部用皮质类固醇制剂可以减少部分阿维 A 对皮肤的副作用。阿维 A 是致畸剂，并可在脂肪中累积，在最终给药后，可在血液中存留长达 1 年[71]。因此，用药期间应严格避孕，且育龄妇女应在停药后继续避孕 2～3 年[69,76]。在用药期间及停药后 1 年内不提倡献血[71]。

免疫抑制剂

甲氨蝶呤

甲氨蝶呤（MTX），一种叶酸类似物，它抑制几种氨基酸合成所需的二氢叶酸还原酶、嘧啶、嘌呤，从而影响 DNA、RNA 和蛋白质的合成。MTX 可抑制增生迅速的细胞，如银屑病皮肤内的某些细胞。MTX 抗银屑病的作用机制包括：抑制角质细胞分化及通过破坏淋巴细胞来调节免疫[25,77]。MTX 与其他细胞毒性药物不同，它产生抗银屑病作用所需的剂量比用于癌症化疗中的剂量少得多。MTX 相对安全，耐受性好，但因其长期肝毒性（纤维化和硬化）需要定期肝活检的副作用，使许多患者和临床医生不愿使用此药[78,79]。酒精会加重甲氨蝶呤引起的肝毒性。接受 MTX 治疗的银屑病患者晚期肝病变的发生率比用同样方法治疗类风湿性关节炎患者高 2.5～5 倍甲氨蝶呤的肝毒性可能与累积的剂量和持续的血液浓度有关[80]。因此，每日 1 次的治疗计划已经被每周用药的方案取代了。即使在出现了甲氨蝶呤诱导的肝脏疾病后肝功能生化检查［如血清丙氨酸转氨酶（ALT）、血清天门冬氨酸转氨酶（AST）、血清白蛋白、胆红素］也可以在"正常"范围内[77]。因此，共识指南提倡所有银屑病患者在使用 MTX 前和 MTX 累积剂量达到

1.0~1.5g 时行肝活检进行风险分层评估。在用药的前 6 个月，应每月检测一次肝功能、胆红素和血清白蛋白，随后每 1~2 个月检测一次[77]。骨髓抑制、恶心、腹泻及胃炎是 MTX 有关的其他不良反应。在治疗早期可以发生局限性肺炎，尤其是当 MTX 的剂量较高、达到癌症化疗用量时。叶酸每日 1mg 可能会减少副作用，但不能减少肝、肺毒性。还曾有发生畸形和流产的报道，MTX 还会引起可逆性的精子减少。临床上因药物间相互作用，很多药会增加 MTX 的毒性，尤其是肾功能不全者更易发生[77]。MTX 治疗的相对禁忌证包括肾功能减低、重度肝功能不正常（如纤维化、硬化、肝炎）、怀孕及哺乳、贫血、白细胞减少症、血小板减少症、活动性胃溃疡或感染性疾病（肺结核、肾盂肾炎）、酒精滥用及依从性不好的患者[77]。在接受 MTX 治疗的患者，男性至少在停用后 3 个月，女性停用后至少一个排卵周期内必须避孕[77]。开始治疗后的 7~14 日，应每月检测全血细胞计数和血小板计数，在前几个月的每 2~4 周，之后每 1~3 个月检测一次血小板计数。应当 2~3 个月检测一次肾功能（血肌酐，BUN）。

环孢霉素

环孢霉素对皮肤病的疗效从另一方面显示了免疫功能异常在银屑病发病机制中的重要性。但免疫抑制剂环孢霉素和他克莫司的毒性和缓解的持续时间较短，限制了它们的使用。环孢霉素通常用于那些对局部用药、UVB、PUVA 及其他全身用药疗效不佳的泛发性银屑病患者。对银屑病患者，环孢霉素可能是通过作用于钙调神经磷酸酶而起效的，它是产生白细胞介素（IL）-2 所必需的。IL-2 的扩增能辅助 T 细胞和细胞毒性淋巴细胞增殖。IL-2 生成的减少会导致表皮内有活性的 CD4 和 CD8 细胞的衰退。环孢霉素还抑制可能与炎症细胞的趋化现象有关的肿瘤坏死因子-α（TNF-α）和 α$_2$-干扰素（IFN-α$_2$）产生，能抑制细胞毒的释放，并抑制角化细胞的生长[81]。环孢霉素在治疗银屑病时所用的剂量比用于防止器官移植排斥反应的剂量低。推荐初始剂量通常是 2.5~6mg/kg，分 1~2 次使用，很快就能使斑块状皮损显著改善，10 周内 2~3mg/（kg·d），就能有 30% 的患者完全清除皮损，50% 患者的清除率大于 75%。大多数人在停用环孢霉素 2~4 个月后复发[82]。环孢素在银屑病患者中显示出与甲氨蝶呤相当的功效，平均剂量分别为 4.5mg/（kg·d）和 20.6mg/周[78]。环孢霉素所致的肾损害很常见，但通常可逆。因药物对肾脏血管平滑肌的血管收缩作用或药物引起小动脉的透明变性而继发的高血压，是剂量依赖性的，发作隐匿。应该密切监测接受环孢霉素治疗患者的血压和血清肌酐浓度的变化[79]。环孢霉素的其他副作用包括低血钾、低血镁、血尿酸过多、齿龈增生、血胆固醇增高、血甘油三酯过多、胃肠道不良反应、多毛症、乏力、肌痛及关节痛[80]。皮肤癌、淋巴瘤及实体瘤发生的危险性也可增高[81,82]。在进行环孢霉素治疗期间，患者应该避免过度的日光照射，不应该同时接受 UVB 或 PUVA 治疗，以免增加患上非黑色素瘤的风险[83]。总之，PUVA 对 80%~90% 的患者有效，因此 G. L. 泛发的重度斑块型银屑病应该对它有反应。如果 G. L. 出现了全身症状（如银屑

病性关节炎），可以首选全身用药（如甲氨蝶呤、环孢素）。虽然每周 3 次的 PUVA 治疗可能会打乱工作安排，但 G. L. 是个体经营者，他的工作时间可能比较灵活，PUVA 对他而言是一个不错的选择。

磷酸二酯酶 4 抑制剂

阿普司特是一种口服磷酸二酯酶 4（PDE4）抑制剂，可治疗中重度斑块型银屑病，并通过增加 T 细胞中的 cAMP 来减少免疫应答。这导致细胞因子和其他促炎介质的表达降低，而抗炎介质的表达增加[84]。表达 PDE4 的间充质细胞存在于真皮、平滑肌和血管内皮的角质形成细胞中[85]，两项 IIb 期研究显示，随机分组后，患者给予每日 2 次 20mg 阿普司特后，在 12 和 16 周分别达到 24% 和 29% 的 PASI 75，相比之下，安慰剂对照组分别是 10.3% 和 6%[86,87]。值得注意的是，所有入选的患者均有过其他治疗失败的经历或同时接受银屑病治疗。因此，阿普司特不应被认为是治疗斑块型银屑病的一线药物[86]。阿普司特的推荐用药方法为 5 日滴定法，每日 30mg，每日 2 次。阿普司特最常见的不良反应包括胃肠道反应（腹泻和恶心）和头痛。其他不良反应包括上呼吸道感染及 0.3% 的患者撤药后出现反跳性银屑病。阿普司特通过 CYP 3A4 途径代谢，因此在开始治疗之前，应评估药物与药物的相互作用。肾功能受损（如肌酐清除率小于 30ml/min）的患者应减少阿普司特的剂量[85-87]。

交替疗法

案例 41-2，问题 2： 什么治疗方案可以使 G. L. 减少不良反应和减少 PUVA 治疗的费用？

现今，没有哪种治疗银屑病的方式是无毒的。交替疗法包括交互使用各种单一疗法，这样使患者在每个特定的治疗方式结束后可以经历一段长时间的间隔[88]。用于长期维持治疗时，交替疗法既可以限制与长期使用一种特效药所致的不良反应，也可以限制多种药物同时使用时相互间的附加或协同作用导致的不良反应。如前所述，PUVA 治疗大于 160 次后，皮肤癌发生的危险性会相对增加。如果经过 100 次照射后已经缓解的患者终止 PUVA 治疗，开始用另一种疗法，皮肤就有时间从光疗中复原，并且 PUVA 可在较小的风险下反复使用。交替疗法的前提是患者可以接受 3~4 种没有相关毒性的选择疗法[88]。在 12~18 个月的累积治疗后交替每种疗法，就可使任何一种单一疗法潜在的长期毒性降低到最小。基于此理论，环孢素使用可限制在 3~6 个月，这样可以减轻病情。然后患者转换使用另一种疗法（如甲氨蝶呤或 PUVA）维持治疗。补骨脂素和 UVA 照射治疗 6~8 周后，可以在 80%~90% 患者中出现明显效果[25]。这种治疗需要大量时间，因为 UV 照射疗法至少要每周 3 次。注射甲氧补骨脂素（8-MOP）（0.6~0.8mg/kg），大约 75~90 分钟后血中补骨脂素水平达高峰时照射 UVA（剂量选择以皮肤类型—晒伤的难易程度及先天皮肤颜色为基础）。PUVA 诱导的红斑通常比 UVB 出现得晚，48 小时达高峰。因此治疗频率不应多于两日 1 次。PUVA 清除银屑病斑块所需时间比 UVB 治疗长（平均 10 周，UVB

≤3周）[64]。一旦斑块被清除，PUVA就必须缓慢减量（治疗频率在2~3个月后减少），以防止银屑病斑块重新出现。相反，UVB疗法可以突然停止。每周从工作时间中挪出3次时间用来光疗会影响某些患者的工作和学习。家庭光疗技术的发展为患者提供了在熟悉和舒适的环境中进行治疗的选择，此外还不断提高了疗效和安全性[41]。家庭光疗的优点包括：改善生活质量，增加便利性，降低成本，以及减少因工作和社交活动而浪费的时间。有皮肤癌病史的患者、儿童、孕期妇女、免疫抑制的患者及容易晒伤的浅色皮肤患者，应避免补骨脂素和PUVA治疗。用PUVA治疗的绝对禁忌证包括光过敏疾病史（如红斑狼疮、卟啉症）、补骨脂素引起的异质性反应或过敏反应、摄入砷霜、接触电离辐射、皮肤癌（相对禁忌证）、孕妇及哺乳妇女。减少长期持续治疗及辐射累积量的方法包括使用防晒霜、防护服及太阳镜，还可采用联合疗法（RePUVA）。接受PUVA治疗的患者应避免其他光敏感药物（如氟喹诺酮类、吩噻嗪、磺胺药物、磺脲类、四环素类、噻嗪类）。交替疗法可以根据G. L. 对PUVA的反应和耐受力，再行决定是否应用。

银屑病性关节炎

案例41-3

问题1：R. T. ，46岁，男性，宇宙航空机械师，患有银屑病，并出现了关节问题。他说大约最近1个月以来疾病"突然发作"，主要累及右手中指、肩部、膝盖和双手其余关节也痛。尽管每晚都应用二丙酸倍他米松，皮损仍复发。他有慢性抑郁症和酒精中毒病史，但他现在很正常，未服用抗抑郁病药治疗。体格检查发现右手第三指的掌指关节有明显压痛，不伴有严重活动性滑膜炎。右腿膝盖还有中度渗出，但其余关节检查都是阴性。足部、膝盖、肘部有活动期银屑病皮损，而且有典型的银屑病甲改变。红细胞沉降率轻度升高。R. T. 的皮肤和关节疾病最适合哪种系统治疗？

银屑病性关节炎是炎症性关节炎的一种特殊形式，通常对类风湿因子呈血清反应阴性。在不同的报道中，6%~39%患者会发生银屑病关节炎，严重皮肤病患者的患病率较多[18]。银屑病性关节炎患者中有大于80%的人指/趾甲受到影响，与之相比，甲受影响情况在只有皮肤型银屑病的患者中占30%[18,89]。银屑病性关节炎的五个临床类型已被确定如下：远端指间关节炎（典型，占5%~10%，常伴有指甲改变）、残毁型关节炎（占5%，早年发病，伴有骨质溶解所致的严重手指和足趾畸形）、对称性多发性关节炎（风湿病样的，发生率<25%，进程较缓和）、非对称性少发性关节炎（最常见，占70%，影响到近端和远端指间关节、掌指关节、膝盖和髋部）、脊柱关节炎型（占5%~40%，常无症状）[90]。R. T. 属于非对称性少关节炎，该种银屑病性关节炎常规治疗包括NSAIDs、局部皮质内固醇注射和免疫抑制剂（如TNF抑制剂）。尽管缺少有效的临床依据，但NSAIDs可抑制PsA的肌肉骨骼症状，但不能缓解[89]。应

避免使用全身用皮质类固醇药物，因为它们会使银屑病不稳定（转化为脓疱型），引起疾病抵抗其他有效的治疗方法，并在停药期间再次加重皮肤症状[91]。PUVA和阿维A抗关节炎作用甚微。

甲氨蝶呤

甲氨蝶呤是长期以来被认为是对银屑病关节炎有治疗作用（约30%）的药物，但对其疗效报道的数据却很少[91,92]。TNF-α 抑制剂也被证实可延缓或终止其影像学进展[93]。对于轻微的关节疾病，可用NSAIDs和关节内糖皮质激素注射。中度至重度关节病最佳治疗方法是系统性口服抗风湿药物或生物制剂。经过NSAID的足量治疗，对R. T. 肩部、膝盖、手部的关节痛以及其活动期皮肤病，甲氨蝶呤是合理的二线治疗药物。了解病史并完成体格检查后，应完善常规血细胞计数、尿常规、肾功能（血肌酐，BUN）、肝功能（LETs：丙氨酸转氨酶、天冬氨酸转氨酶、碱性磷酸酶、胆红素）、HIV抗体检测和纯化蛋白衍生物（PPD）试验。以往所有使用甲氨蝶呤药物的患者在治疗前要进行肝脏针吸活检，而现在只有严重肝脏疾病的患者需要做活检[77]。患者有一个或一个以上肝纤维化危险因素时（如肝功能持续异常，肝毒性药物用药史，肥胖，高脂血症，糖尿病，遗传性肝脏疾病的家族史），应该进行治疗前和2~6个月后的肝活检，直到确定该药对患者有效且无毒。重复肝活检在甲氨蝶呤累积1.0~1.5g进行，因为甲氨蝶呤引起的危及生命的肝脏疾病通常在低于该累积剂量时罕见发生[94]。甲氨蝶呤治疗通常从2.5~5mg的试验剂量开始[77]。如果没有特质性反应发生，就可逐步增加剂量，然后维持在每周10~25mg。甲氨蝶呤最好给予单周口服剂量，或在一个24小时期间每隔12小时给2.5~7.5mg剂量，共3次（如早上8点、晚上8点，然后早上8点）。随着生物制剂在银屑病及其伴随症状中的应用，已经有了逐渐完善的监测方法。但是，常规实验室评估中肝毒性发生的可能性不明显。每4~12周检测一次肝功能，至少应该在最后一次用药后间隔1周，因为肝生化值常常在甲氨蝶呤治疗后1~2日内升高。如果出现明显异常，应该停止甲氨蝶呤治疗1~2周，而且应该重复这一套肝生化检查。肝生化值应该在1~2周内恢复正常。如果肝生化数值明显异常持续2~3个月，应该考虑进行肝活检。当累积剂量达到1~1.5g及随后每次累积增加1.5g时，建议应行肝活检。肝功能异常在停止MTX治疗6个月后可能有所改善。

免疫调节疗法

案例41-3,问题2：R. T. 几个月后再去看他的家庭医生，一些躯体上的不适导致抑郁症的复发。后来R. T. 又开始饮酒。他往往在周末或情绪不好时一晚上喝4~5瓶啤酒，虽然他承认他的酒量有时确实较大。他的皮肤病症状控制得相对较好，但关节病仍然持续。现在R. T. 还有什么别的选择？

应停用甲氨蝶呤，因为现在其危险性可能超过了治疗作用，尤其是因为他在风湿疾病未被控制住时又开始饮酒。

甲氨蝶呤和环孢素 A 均可在短期内降低炎症反应，但仍需观察两者是否真正改变了疾病的长期发病过程。因毒性作用限制了环孢素 A 的使用，故使用时需密切监测病情。应建议 RT 进行物理和专业的治疗，鼓励其锻炼，并在需要时进行器械矫形。可以根据症状应用 NSAIDs 来缓解。柳氮磺胺吡啶和羟氯喹可能对关节症状有益，而皮肤损害表现可以用局部药物控制。其他可供选择的二线药物包括免疫调节药物、抗细胞因子药物、TNF-α 抑制剂、英利昔单抗和依那希普。对于 R. T. 这个病例，很明显，需要有更好的治疗银屑病关节炎的方案。

免疫调节剂

随着生物技术免疫调节治疗的发展，对其他系统治疗耐受的中重度银屑病和银屑病关节炎治疗也有了重要的治疗选择。这些药物被认为起免疫介导作用，且可增高银屑病的 TNF 浓度。

单克隆抗体和 TNF-α 抑制剂：英夫利昔单抗、依那西普，阿达木单抗、戈利木单抗、乌司奴单抗、苏金单抗和碘克珠单抗

TNF-α 是炎症和关节破坏过程中重要的细胞因子。抑制此细胞因子可以减少炎症反应并抑制其他促炎细胞因子的作用。TNF-α 抑制剂，英利西单抗，依那西普和阿达木单抗，是经过 FDA 验证的可用于治疗斑块型银屑病合并银屑病关节炎治疗的药物。戈利木单抗只对银屑病关节炎有效。乌司奴单抗被批准用于银屑病和银屑病关节，而苏金单抗目前仅批准用于斑块型银屑病。这些药物的作用机制是通过阻断细胞表面的 TNF 受体上的 TNF-α[95]，乌司奴单抗是白细胞介素-12（IL-12）和抗白细胞介素 23（IL-23）的特异性抑制剂[95]。苏金单抗和碘克珠单抗抑制白介素-17A（IL-17A）。剂量为皮下注射或静脉输注（英夫利昔单抗），在开始阶段，每周、每 2 周、每隔 1 周或每月治疗 1 次。

在一项为期 24 周的研究中，对依那西普的疗效与安全性进行评估，发现中到重度斑块型银屑病患者每周给予患者 50mg 依那西普，在第 12 周，有 37.5% 的患者 PASI 评分为 75，在第 24 周，有 71.1% 的患者 PASI 评分为 75，没有死亡病例，无严重感染，无机会性感染，无脱髓鞘病变，无恶性肿瘤的报道[96]。据报道，多达 18% 的患者会产生抗体，但是，它们不会影响依那西普的疗效[97]。

英夫利昔单抗是一种人/鼠嵌合体抗 TNF-α 抗体。一项 186 位患者为期 46 周给予英夫利昔单抗来治疗中到重度斑块银屑病和指甲银屑病的研究表明：在第 50 周，有 74.6% 的患者 PASI 评分为 75，有 54.1% 的患者 PASI 评分为 90[98]。尽管临床上症状有显著改善，但抗核抗体和抗双链 DNA 抗体的诱导只常见于接受英夫利昔单抗的患者中。为了调查使用英夫利昔单抗来治疗重症、顽固性银屑病的患者的自身免疫的进展过程，28 例用 3 种或 3 种以上系统性治疗方案难以根治的银屑病患者为期 22 周给予英夫利昔单抗 5mg/kg，在开始和第 22 周检测抗核抗体和 IgG、IgM 抗双链 DNA 抗体[99]。阳性率从 12%（起始周）上升到 72%（22 周），同时检测到 IgM 抗双链 DNA 抗体。3 例患者为非糜烂性关节炎，没有符合系统性红斑狼疮的其他诊断标准。该项研究表明在接受英夫利昔单抗的患者更容易产生自身免疫[99]。

在为期 52 周的阿达木单抗有效性和安全性评估实验中，在给予银屑病患者 80mg 的负荷剂量后每隔 1 周给药 40mg，在第 16 周，71% 的患者 PASI 评分改善。只有 5% 的患者持续使用阿达木单抗到第 52 周才对阿达姆单抗失去反应[100]。阿达木单抗为人单克隆抗体，多达 50% 的患者会形成抗阿达木抗体，从而可能降低该药物的疗效[97]。在 3 期临床试验中，碘克珠单抗治疗轻度至中度银屑病效果优于依那西普。每周 1 次服用碘克珠单抗，持续 12 周，90% 的患者获得 PASI 75 评分，而依那西普组为 48%。最常见的不良反应为感染（26%）和注射部位反应（10%）[101]。

银屑病关节炎在抗风湿药物（DMARDs）中 TNF-α 抑制剂的药物疗法有最佳毒效比值，即最小的起效剂量（NNTB）与最大的有害剂量（NNTH）的比值，这可以缓解至少 30% 患者的临床症状。有趣的是在这些临床研究中，NNTB 与安慰剂组的疗效相当。许多 TNF-α 抑制剂治疗的研究也涵盖了一些除局部治疗外未用过其他系统治疗的患者[102]。分析 TNF-α 抑制剂的 NNTB 时，应与其他系统疗法的 NNTB 相比较。同时，必须有一个比较指标（如 PASI 75 评分），尤其是大多数无安慰剂组相对照的治疗方案[103]。为了确定患者使用何种 TNF-α 抑制剂，综合考虑 3 个荟萃分析的结果，英夫利昔单抗最有可能达到 PASI 75 评分。此外，乌司奴单抗和阿达木单抗的 PASI 75 评分显著高于依那西普。需要指出重要的一点是，这一结论是基于长达 16 周的临床治疗而得到的[104-106]。

对于类似 R. T. 这样使用甲氨蝶呤不能很好控制病情和安全应用的患者，应考虑抗 TNF-α 物质。与安慰剂对照，这些药物起效迅速、耐受性好、作用明显。至少有 80% 的患者（10 周的英利昔单抗治疗后）、50% 的患者（12 周的依那西普治疗）、50% 的患者（48 周的阿达木单抗治疗）可持续维持 2~12 周 PASI 75 评分[107,108]。R. T. 无任何禁忌证，如活动性感染或纽约心脏协会（NYHA）Ⅲ级或Ⅳ级心脏衰竭。条件允许的情况下，在前 3 个月依那西普 25~50mg 皮下注射每周 2 次（每隔 3 或 4 天），然后改为 50mg、每周注射 1 次的相对方便的给药方式；然而，在最近的乌司奴单抗（第 0 周、第 4 周）和依那西普（12 周，每周 2 次给药）对照研究中发现，使用乌司奴单抗的患者有更好的疗效（PASI 75 评分）[109]。

在使用 TNF-α 抑制剂前，需谨慎筛查患有肺结核的患者，若先前有肺部感染或结核皮试阳性者，需预防性抗结核治疗。

磷酸二酯酶 4 抑制剂

因为临床试验显示阿普斯特可中度减轻 PSA 包括关节疼痛和肿胀在内的症状，所以阿普斯特近期被 FDA 批准用于治疗活动性 PSA。Ⅱ期和Ⅲ期临床试验的结果显示，与安慰剂相比，被随机分到阿普司特治疗组的患者，在症状、生活质量和疼痛感方面均有所改善[110]。在参加Ⅲ期临床研究的患者中，超过一半的患者接受了 DMARDS（如甲氨蝶呤）的伴随治疗，并有 10%~15% 为 TNF-α 抑制剂的治疗失败的患者[111]。阿普斯特给药量与斑块型银屑病相似，滴定量高达

30mg，每日 2 次。临床试验中报告的最常见的副作用是胃肠道反应（即腹泻、恶心）、疲劳、头痛和鼻咽炎。其中胃肠道不良事件本质上是暂时性的，且通常在治疗早期出现[85]。

联合治疗

银屑病基金会推荐的联合治疗主要包括甲氨蝶呤联合 TNF-α 抑制剂（依那西普或英夫利昔单抗）、阿维 A 和英夫利昔单抗，其次是 TNF-α 抑制剂（依那西普或阿达木单抗）联合光治疗[112]。目前尚无临床数据支持使用两种生物制剂或一种生物制剂与环孢霉素联用的治疗方法[112]。

（徐华娥 译，熊喜喜 校，鲁严 审）

参考文献

1. Bowcock AM, Krueger JG. Getting under the skin: the immunogenetics of psoriasis. *Nat Rev Immunol.* 2005;5:699.
2. Griffiths CE, Barker JN. Pathogenesis and clinical features of psoriasis. *Lancet.* 2007;370:263.
3. Boehncke WH, Schön MP. Psoriasis [published online May 26, 2015]. *Lancet.* 2015;386(9997):983–994. doi:10.1016/S0140-6736(14)61909-7.
4. Takeshita J et al. Psoriasis in the U.S. medicare population: prevalence, treatment, and factors associated with biologic use [published online August 20, 2015]. *J Invest Dermatol.* 2015;135(12):2955–2963. doi: 10.1038/jid.2015.296.
5. Das RP et al. Current concepts in the pathogenesis of psoriasis. *Indian J Dermatol.* 2009;54:7.
6. Dika E et al. Environmental factors and psoriasis. *Curr Probl Dermatol.* 2007;35:118.
7. Tsoi LC et al. Identification of 15 new psoriasis susceptibility loci highlights the role of innate immunity. *Nat Genet.* 2012;44:1341–1348.
8. Manczinger M et al. Novel factors in the pathogenesis of psoriasis and potential drug candidates are found with systems biology approach. *PLoS One.* 2013;8:e0751.
9. Landgren E et al. Psoriasis in Swedish conscripts: time trend and association with T-helper 2-mediated disorders. *Br J Dermatol.* 2006;154:332.
10. Gaspari AA. Innate and adaptive immunity and the pathophysiology of psoriasis. *J Am Acad Dermatol.* 2006;54(Suppl 2):S67.
11. Micali G et al. Cutaneous vascular patterns in psoriasis. *Int J Dermatol.* 2010;49:249.
12. Rácz E, Prens EP. Molecular pathophysiology of psoriasis and molecular targets of antipsoriatic therapy. *Expert Rev Mol Med.* 2009;11:e38.
13. Leonardi CL et al. Etanercept as monotherapy in patients with psoriasis. *N Engl J Med.* 2003;349:2014.
14. Reich K et al. Infliximab induction and maintenance therapy for moderate-to-severe psoriasis: a phase III, multicentre, double-blind trial. *Lancet.* 2005;366:1367.
15. Kimball AB et al. Coronary heart disease and stroke risk in patients with psoriasis: retrospective analysis. *Am J Med.* 2010;123:350.
16. Schmitt J, Ford DE. Understanding the relationship between objective disease severity, psoriatic symptoms, illness related stress, health-related quality of life and depressive symptoms in patients with psoriasis—a structural equations modeling approach. *Gen Hosp Psychiatry.* 2007;29:134.
17. Parisi R et al. Psoriasis and the risk for major cardiovascular events: cohort study using the clinical practice research datalink. *J Invest Dermatol.* 2015;135:2189–2197.
18. Gladman DD et al. Psoriatic arthritis: epidemiology, clinical features, course, and outcome. *Ann Rheum Dis.* 2005;64(Suppl 2):ii–14.
19. Lebwohl M et al. The psoriasis symptom diary: development and content validity of a novel patient-reported outcome instrument. *Int J Dermatol.* 2014;53:714–722.
20. Jiaravuthisan MM et al. Psoriasis of the nail: anatomy, pathology, clinical presentation, and a review of the literature on therapy. *J Am Acad Dermatol.* 2007;57:1.
21. Neimann AL et al. Prevalence of cardiovascular risk factors in patients with psoriasis. *J Am Acad Dermatol.* 2006;55:829.
22. Dika E et al. Drug-induced psoriasis: an evidence-based overview and the introduction of psoriatic drug eruption probability score. *Cutan Ocul Toxicol.* 2006;25:1.
23. Kim GK, Del Rosso JQ. Drug-provoked psoriasis: is it drug induced or drug aggravated? *J Clin Aesthet Dermatol.* 2010;3:32–38.
24. Sorbara S et al. Hydroxychloroquine in psoriasis: is it really harmful? *Acta Derm Venereol.* 2006;86:450.
25. Menter A, Griffiths CE. Current and future management of psoriasis. *Lancet.* 2007;370:272.
26. Naldi L. Scoring and monitoring the severity of psoriasis. What is the preferred method? What is the ideal method? Is PASI passe? Facts and controversies. *Clin Dermatol.* 2010;28:67.
27. Her M et al. A review of disease activity measures for psoriatic arthritis: what is the best approach. *Expert Rev Clin Immunol.* 2014;10:1241–1254.
28. Pariser DM et al. National Psoriasis Foundation clinical consensus on disease severity. *Arch Dermatol.* 2007;143:239.
29. Magin P et al. The psychological sequelae of psoriasis: results of a qualitative study. *Psychol Health Med.* 2009;14:150.
30. Mason J et al. Topical preparations for the treatment of psoriasis: a systematic review. *Br J Dermatol.* 2002;146:351.
31. van de Kerkof PC. An update on topical therapies for mild-moderate psoriasis. *Dermatol Clin.* 2015;33:73–77.
32. van de Kerkhof PC et al. Psoriasis of the face and flexures. *J Dermatolog Treat.* 2007;18:351.
33. Laws PM, Young HS. Topical treatment of psoriasis. *Expert Opin Pharmacother.* 2010;11:1999.
34. Horn EJ et al. Topical corticosteroids in psoriasis: strategies for improving safety. *J Eur Acad Dermatol Venereol.* 2010;24:119.
35. Menter A et al. Guidelines of care for the management of psoriasis and psoriatic arthritis. Section 3. Guidelines of care for the management and treatment of psoriasis with topical therapies. *J Am Acad Dermatol.* 2009;60:643.
36. Roelofzen JH et al. Coal tar in dermatology. *J Dermatolog Treat.* 2007;18:329.
37. Brouda I et al. Tolerability and cosmetic acceptability of liquor carbonis distillate (coal tar) solution 15% as topical therapy for plaque psoriasis. *Cutis.* 2010;85:214.
38. Zackheim HS. Should coal tar products carry cancer warnings? *Cutis.* 2004;73:333.
39. Thielen AM, Laffitte E. Topical treatments for psoriasis in 2009 [in French]. *Rev Med Suisse.* 2009;5:876.
40. Pearce DJ et al. Trends in on and off-label calcipotriene use. *J Dermatol Treat.* 2006;17:308.
41. Segaert S, Duvold LB. Calcipotriol cream: a review of its use in the management of psoriasis. *J Dermatolog Treat.* 2006;17:327.
42. Saraceno R et al. Calcipotriene/betamethasone in the treatment of psoriasis: a review article. *Expert Opin Pharmacother.* 2009;10:2357.
43. Lebwohl M et al. Topical calcitriol is degraded by ultraviolet light. *J Invest Dermatol.* 2003;121:594–595.
44. Weiss JS et al. A consecutive treatment regimen of clobetasol propionate 0.05% spray followed by calcitriol ointment for the management of moderate to severe plaque psoriasis. *J Am Acad Dermatol.* 2009;60(suppl):Abstract 3362.
45. Talpur R et al. Efficacy and safety of topical tazarotene: a review. *Expert Opin Drug Metab Toxicol.* 2009;5:195.
46. Dando TM, Wellington K. Topical tazarotene: a review of its use in the treatment of plaque psoriasis. *Am J Clin Dermatol.* 2005;6:255.
47. Rigopoulos D et al. Treatment of psoriatic nails with tazarotene cream 0.1% vs. clobetasol propionate 0.05% cream: a double-blind study. *Acta Derm Venereol.* 2007;87:167.
48. Tartar D et al. Update on the immunological mechanism of action behind phototherapy. *J Drugs Dermatol.* 2014;13:564–568.
49. Anderson KL, Feldman SR. A guide to prescribing home phototherapy for patients with psoriasis: the appropriate patient, the type of unit, the treatment regimen, and the potential obstacles. *J Am Acad Dermatol.* 2015;72:868–878.
50. Lapolla W et al. A review of phototherapy protocols for psoriasis treatment. *J Am Acad Dermatol.* 2011;64:936–949.
51. Leon A et al. An attempt to formulate an evidence-based strategy in the management of moderate to severe psoriasis: a review of the efficacy and safety of biologics and prebiologic options. *Expert Opin Pharmacother.* 2007;8:617.
52. Sezer E et al. Comparison of the efficacy of local narrowband ultraviolet B (NB-UVB) phototherapy versus psoralen plus ultraviolet A (PUVA) paint for palmoplantar psoriasis. *J Dermatol.* 2007;34:435.
53. Archier E et al. Efficacy of psoralen UV-A therapy vs. narrowband UV-B therapy in chronic plaque psoriasis: a systematic literature review. *J Eur Acad Dermatol Venereol.* 2012;26(Suppl 3):11–21.
54. Almutawa F et al. Efficacy of localized phototherapy and photodynamic therapy for psoriasis: a systematic review and meta-analysis. *Photodermatol Photoimmunol Photomed.* 2015;31:5–14.

55. Jacobi A et al. Keratolytics and emollients and their role in the therapy of psoriasis: a systematic review. *Dermatol Ther (Heidelb)*. 2015;5:1–18.

56. Petrozzi JW. Letter to the editor: comment on Goeckerman regimen for psoriatic patients refractory to biologic therapy. *J Am Acad Dermatol*. 2014;71:195.

57. Menter A et al. Guidelines of care for the management of psoriasis and psoriatic arthritis: section 5. Guidelines of care for the treatment of psoriasis with phototherapy and photochemotherapy. *J Am Acad Dermatol*. 2010;62:114.

58. Hendriks AG et al. Combinations of classical time-honoured topicals in plaque psoriasis: a systematic review. *J Eur Acad Dermatol Venereol*. 2013;27:399–410.

59. Fitzmaurice S et al. Goeckerman regimen for management of psoriasis refractory to biologic therapy: the University of California San Francisco experience. *J Am Acad Dermatol*. 2013;69:648–649.

60. Brezinski EA, Armstrong AW. An evidence-based review of the mechanism of action, efficacy, and safety of biologic therapies in the treatment of psoriasis and psoriatic arthritis. *Curr Med Chem*. 2015;22:1930–1942.

61. Jabbar-Lopez ZK, Reynolds NJ. Newer agents for psoriasis in adults. *BMJ*. 2014;349:g4026.

62. Carretero G et al. Guidelines for the use of acitretin in psoriasis. Psoriasis Group of the Spanish Academy of Dermatology and Venereology. *Actas Dermosifiliogr*. 2013;104:598–616.

63. Belinchón I et al. Recovery of the response to biological treatments using narrow band ultraviolet-B in patients with moderate to severe psoriasis: a retrospective study of 17 patients. *Photodermatol Photoimmunol Photomed*. 2014;30:316–322.

64. Stern RS. Psoralen and ultraviolet A light therapy for psoriasis. *N Engl J Med*. 2007;357:682.

65. Tilkorn DJ et al. Severe burn injuries induced by PUVA chemotherapy. *J Burn Care Res*. 2013;34:e195–e200.

66. Archier E et al. Carcinogenic risks of psoralen UV-A therapy and narrowband UV-B therapy in chronic plaque psoriasis: a systematic literature review. *J Eur Acad Dermatol Venereol*. 2012;26(Suppl 3):22–31.

67. Patel RV et al. Treatments for psoriasis and the risk of malignancy. *J Am Acad Dermatol*. 2009;60:1001.

68. Hearn RM et al. Incidence of skin cancers in 3867 patients treated with narrow-band ultraviolet B phototherapy. *Br J Dermatol*. 2008;159:931.

69. Maire C et al. Multiple basal cell carcinomas after etanercept treatment for psoriasis [in French]. *Ann Dermatol Venereol*. 2009;136:355.

70. Roelofzen JH et al. No increased risk of cancer after coal tar treatment in patients with psoriasis or eczema. *J Invest Dermatol*. 2010;130:953–961.

71. Ormerod AD et al. British Association of Dermatologists guidelines on the efficacy and use of acitretin in dermatology. *Br J Dermatol*. 2010;162:952.

72. Cather J, Menter A. Novel therapies for psoriasis. *Am J Clin Dermatol*. 2002;3:159.

73. Lee CS, Li K. A review of acitretin for the treatment of psoriasis. *Expert Opin Drug Saf*. 2009;8:769.

74. Carretero G et al. Guidelines for the use of acitretin in psoriasis. *Actas Dermosifiliogr*. 2013;104:598.

75. Chroni E et al. Neuromuscular adverse effects associated with systemic retinoid dermatotherapy: monitoring and treatment algorithm for clinicians. *Drug Saf*. 2010;33:25.

76. Weatherhead S et al. Management of psoriasis in pregnancy. *BMJ*. 2007;334:1218.

77. Kalb RE et al. Methotrexate and psoriasis: 2009 National Psoriasis Foundation Consensus Conference. *J Am Acad Dermatol*. 2009;60:824.

78. Flytstrom I et al. Methotrexate vs. ciclosporin in psoriasis: effectiveness, quality of life and safety. A randomized controlled trial. *Br J Dermatol*. 2008;158:116.

79. Collin B et al. Methotrexate: prescribing and monitoring practices among the consultant membership of the British Association of Dermatologists. *Br J Dermatol*. 2008;158:793.

80. Visser K, van der Heijde DM. Risk and management of liver toxicity during methotrexate treatment in rheumatoid and psoriatic arthritis: a systematic review of the literature. *Clin Exp Rheumatol*. 2009;27:1017.

81. Haider AS et al. Identification of cellular pathways of "type 1," Th17 T cells, and TNF and inducible nitric oxide synthase-producing dendritic cells in autoimmune inflammation through pharmacogenomic study of cyclosporine A in psoriasis. *J Immunol*. 2008;180:1913.

82. Rosmarin DM et al. Cyclosporine and psoriasis: 2008 National Psoriasis Foundation Consensus Conference. *J Am Acad Dermatol*. 2010;62:838.

83. Naldi L. Malignancy concerns with psoriasis treatments using phototherapy, methotrexate, cyclosporin, and biologics: facts and controversies. *Clin Dermatol*. 2010;28:88.

84. Schafer PH et al. Apremilast is a selective PDE4 inhibitor with regulatory effects on innate immunity. *Cell Signal*. 2014;26:2016.

85. Hansen RB et al. Novel treatments with small molecules in psoriatic arthritis. *Curr Rheumatol Rep*. 2014;16:443.

86. Papp K et al. Efficacy of apremilast in the treatment of moderate to severe psoriasis: a randomized controlled trial. *Lancet*. 2012;380:738.

87. Papp K et al. Efficacy and safety of apremilast in subjects with moderate to severe plque psoriasis: results from a phase II, multicenter, randomized, double-blind, placebo-controlled, parallel-group, dose comparison study. *J Eur Acad Dermatol Venereol*. 2013;27:e376.

88. Saccomani C et al. Experience with biologics for psoriasis in daily practice: rotational therapy is required. *J Dermatolog Treat*. 2011;22(3):151–152.

89. Nash P, Clegg DO. Psoriatic arthritis therapy: NSAIDs and traditional DMARDs. *Ann Rheum Dis*. 2005;64(Suppl2):ii–74.

90. Moll J et al. Psoriatic arthritis. *Semin Arthritis Rheum*. 1973;3:55.

91. Mease PJ. Psoriatic arthritis: pharmacotherapy update. *Curr Rheumatol Rep*. 2010;12:272.

92. Kingsley GH et al. A randomized placebo-controlled trial of methotrexate in psoriatic arthritis. *Rheumatology*. 2012;51:1368.

93. de Vlam K, Lories RJ. Update in treatment options for psoriatic arthritis. *Expert Rev Clin Immunol*. 2009;5:779.

94. Rosenberg P et al. Psoriasis patients with diabetes type 2 are at high risk of developing liver fibrosis during methotrexate treatment. *J Hepatol*. 2007;46:1111.

95. Reddy M et al. Modulation of CLA, IL-12R, CD40L, and IL-2Ra expression and inhibition of IL-12- and IL-23-induced cytokine secretion by CNTO 1275. *Cell Immunol*. 2007;247:1.

96. van de Kerkhof PC et al. Once weekly administration of etanercept 50 mg is efficacious and well tolerated in patients with moderate-to-severe plaque psoriasis: a randomized controlled trial with open-label extension. *Br J Dermatol*. 2008;159:1177.

97. Hsu L et al. Antidrug antibodies in psoriasis: a systematic review. *Br J Dermatol*. 2014;170:261–273.

98. Reich K et al. Skin and nail responses after 1 year of infliximab therapy in patients with moderate-to-severe psoriasis: a retrospective analysis of the EXPRESS trial. *Dermatology*. 2010;221:172.

99. Poulalhon N et al. A follow-up study in 28 patients treated with infliximab for severe recalcitrant psoriasis: evidence for efficacy and high incidence of biological autoimmunity. *Br J Dermatol*. 2007;156:329.

100. Menter A et al. Adalimumab therapy for moderate to severe psoriasis: a randomized, controlled phase III trial. *J Am Acad Dermatol*. 2008;58:106–115.

101. Griffiths C et al. Comparison of ixekizumab with etanercept or placebo in moderate-to-severe psoriasis (uncover-2 and uncover-3): results from two phase 3 randomised trials. *Lancet*. 2015;386:541–551.

102. Dharamsi JW et al. Using 'number needed to treat' to help conceptualize the magnitude of benefit and risk of tumour necrosis factor-alpha inhibitors for patients with severe psoriasis. *Br J Dermatol*. 2009;161:605.

103. Dawe RS. Using 'number needed to treat' to express the magnitudes of benefit of ultraviolet B phototherapy and of antitumour necrosis factor-alpha therapies for psoriasis. *Br J Dermatol*. 2010;162:456.

104. Signorovitch JE et al. Comparative eddicacy of biological treatments for moderate-to-severe psoriasis: a network meta-analysis adjusting for cross-trial differences in reference arm response. *Br J Dermatol*. 2015;172:504–512.

105. Lin VW et al. Comparison of ustekinumab with other biological agents for the treatment of moderate to severe plaque psoriasis: a Bayesian network meta-analysis. *Arch Dermatol*. 2012;148:1403–1410.

106. Reich K et al. Efficacy of biologics in the treatment of moderate to severe psoriasis: a network meta-analysis of randomized controlled trials. *Br J Dermatol*. 2012;166:179–188.

107. Gladman DD et al. Adalimumab for long-term treatment of psoriatic arthritis: forty-eight week data from the adalimumab effectiveness in psoriatic arthritis trial. *Arthritis Rheum*. 2007;56:476.

108. Tyring S et al. Long-term safety and efficacy of 50 mg of etanercept twice weekly in patients with psoriasis. *Arch Dermatol*. 2007;143:719.

109. Griffiths CE et al. Comparison of ustekinumab and etanercept for moderate-to-severe psoriasis. *N Engl J Med*. 2010;362:118.

110. Schett et al. Oral apremilast in the treatment of active psoriatic arthritis: results of a multicenter, randomized, double-blind, placebo-controlled study. *Arthritis Rheum*. 2012;64:3156.

111. Kavanaugh A et al. Treatment of psoriatic arthritis in a phase 3 randomized, placebo-controlled trial with apremilast, an oral phosphodiesterase 4 inhibitor. *Ann Rheum Dis*. 2014;73:1020.

112. Armstrong AW et al. Combining biologic therapies with other systemic treatments in psoriasis. *JAMA Dermatol*. 2015;151:432–438.

第42章　光过敏、光老化和烧伤

Katherine G. Moore，Molly E. Howard，and Timothy J. Ives

核心原则	章节案例
光过敏	
① 紫外线辐射（ultraviolet radiation，UVR）与很多不良反应有关，其中包括恶性黑色素瘤。	案例42-1（问题1和2）
② 光防护包括所有阻挡紫外线的方法，包括防晒霜、防晒衣和太阳镜。虽然穿防晒衣和避免阳光直射已经提供了很大的保护，防晒霜仍广泛用于防止晒伤和降低过早衰老和癌变的发病率。	案例42-1（问题3~9）
③ 使用人工紫外线（ultraviolet A，UVA）的晒黑床并未显示出降低长期紫外线辐射对皮肤造成的损害或起到提供防护紫外线的作用。以减少对皮肤的长期破坏或从天然紫外线辐射提供保护。应尽量减少晒黑床的使用，并应鼓励遵守美国食品药品管理局（Food and Drug Administration，FDA）建议的曝光时间。	案例42-2（问题1和2）
④ 晒伤通常是自限性疾病，通常以对症治疗为主，包括口服止痛药、外用止痛药和局部麻醉药。晒伤有全身症状、Ⅱ度或Ⅲ度烧伤或继发感染时，就有必要去医院就诊。	案例42-3（问题1）
⑤ 光毒反应和光变反应一般是药物或化学诱导的紫外线照射反应，占药物不良反应的8%。	案例42-4（问题1~3）
光老化	
① 光损伤的皮肤特点是皱纹、暗黄和松弛。	案例42-5（问题1）
② 外用维A酸治疗最适用于50~70岁的皮肤中至重度光老化的患者，以及光老化初期的预防。	案例42-5（问题2~5）
烧伤	
① 大多数烧伤是轻微的，在门诊处理即可。	案例42-6（问题1）
② 严重的Ⅱ度或Ⅲ度烧伤患者应立即送入能够处理所有潜在并发症的多学科烧伤中心。	案例42-6（问题1）
③ 合成敷料和皮肤替代物改进了烧伤治疗的手段，改善了烧伤的预后。	案例42-6（问题2）

紫外线辐射

发病率、患病率和流行病学

现代人户外娱乐活动增多，更注重日光浴、更追求长寿，并随季节迁移到阳光地带，这些生活方式的改变大大增加了日晒量，另外维生素 D 缺乏也促使人们多晒太阳。然而流行病学证据明确显示，光是许多皮肤病的致病因素。人们对日光浴和光暴露的态度也随之慢慢改变。皮肤癌是最普遍并且最可以预防的。鳞状细胞癌（squamous cell carcinoma，SCC）和基底细胞癌（basal cell carcinoma，BCC）加起来占美国所有恶性肿瘤的一半以上，这两种癌与紫外线辐射密切相关[1]。美国黑色素瘤的发病率从 1982 年至 2011 年增加了一倍，至 2011 年，发病率达 65 647 例，死亡 9 128 例。到 2030 年，如不干预，每年对新诊断黑色素瘤的治疗花费将增加 3 倍。美国疾病预防控制中心估计一项综合皮肤癌预防计划可预防 230 000 例黑色素瘤病例[2]。在 2014 年 7 月，代理卫生局局长递交了"卫生局局长对预防皮肤癌的呼吁（the Surgeon General's Call to Action to Prevent Skin Cancer）"。呼吁的目的在于联合各部门将皮肤癌作为公共健康问题来解决，提高对皮肤癌的认识，降低风险[3]。

此外，紫外线辐射后常见的光敏性反应包括日晒伤、光老化、皮肤免疫学变化、白内障、光照性皮肤病、光毒反应和光变反应等[4]。光毒反应和光变反应是药物或化学物质诱发的对紫外线的反应，占药物不良反应的 8%[4]。恰当地使用遮光剂或采取其他防晒措施可以降低紫外线辐射后不良反应的发生率。但是，防晒剂的使用率依然很低，最近研究表明，脸部和暴露部分皮肤使用防晒剂的男性低于 15%，女性低于 30%。据报道，有 42% 的男性从未使用过防晒用品[5]。

病因学

紫外线辐射光谱

紫外线辐射是人们光敏感性反应的主要诱因。根据紫外线的效应将其划分成以下四个波段：UVA1（340～400nm）、UVA2（320～340nm）、UVB（290～320nm）、UVC（200～290nm）（图 42-1，表 42-1）。波长 320～400nm 的 UVA 与可见光的波长最接近[5]。白天 UVA 辐射水平波动幅度较小，从日出到日落都存在，不管是冬天还是阴雨天，全年不间断。同等剂量下，UVB 比 UVA 更易引起红斑[7,8]。但长波紫外线 UVA 可以穿透到真皮层，并可能导致 UVB 无法引起的损伤[5]。到达地面的 UVA 的量大约是 UVB 的 10～100 倍，因此，正午发生的红斑反应约 15% 是由 UVA 引起的[6,9]。三个紫外线辐射带中，UVB 最容易引发红斑和黑素生成[6,10]。90% 的 UVB 被地球平流层中的臭氧吸收，也能被皮肤表皮层完全吸收[11,12]。此外，紫外线辐射可以改变免疫系统[12]，从而增加包括皮肤癌在内的某些癌症的发病率。唯一已知的紫外线辐射的益处是少量的 UVB 辐射（通常通过日光照射）有助于将 7-去氢胆固醇转换为维生素 D$_3$。维生素 D 有助于维持钙稳态，还能直接或间接作用于骨质重建细胞。因此，维生素 D 可以减少儿童佝偻病和成人骨折、骨软化症的发生风险[13]。

紫外线的 UVC 波段能够完全被臭氧层吸收。人工紫外线已经被用于食物的储存和灭菌，实验室和医院手术室的杀菌灯也用人工紫外线来抑制细菌的生长，但如果使用不当可以引起红斑或白内障[6,10]。

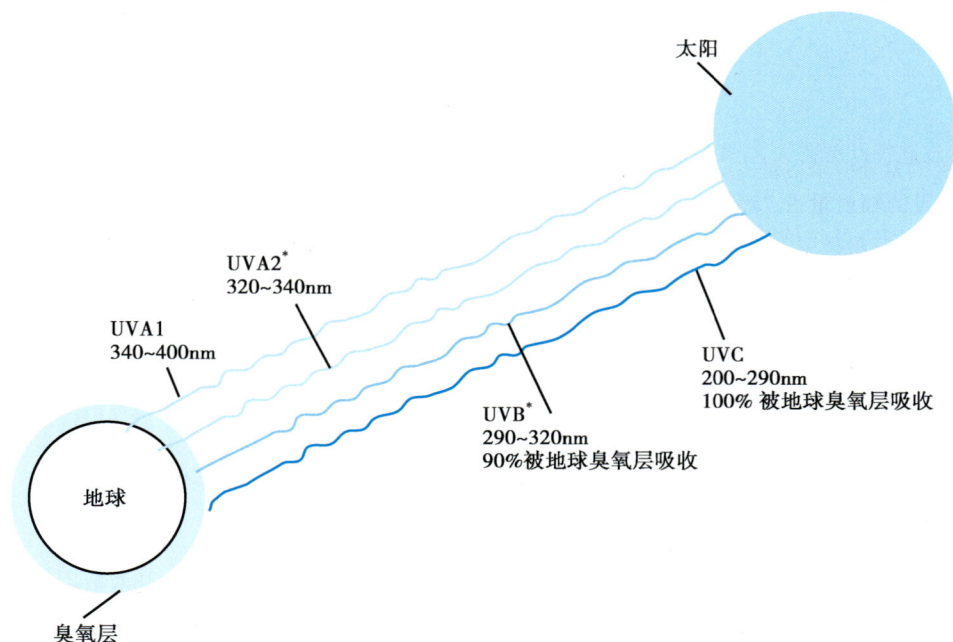

图 42-1　紫外线辐射（UVR）光谱。＊UVR 引起红斑和色素沉着的光谱

表 42-1

紫外线类型及特点

类型	波长（nm）	特点
UVA1（长 UVA；长波辐射）	340~400	不被臭氧层吸收 可穿透玻璃 可引起晒黑、光老化、光致癌； 较 UVA2 致癌率低，但长期暴露有害；一天中水平相对稳定
UVA2（短 UVA）	320~340	特点类似于 UVA1 但是致癌、产生红斑的能力类似于 UVB
UVB（日照辐射范围）	290~320	到达地面之前，部分被臭氧层吸收 不能穿透玻璃 能够引起红斑、晒伤、晒黑，光老化、皱纹和皮肤癌变 强度随季节和时间改变，中午最强

环境对紫外线辐射的影响

臭氧和氯氟代烃

到达地球表面的紫外线辐射量受很多因素影响。臭氧层由于各种氟氯代烃（chlorofluorocarbons，CFCs）、NO 及其他温室效应气体（greenhouse gases，GHGs）造成[9,14]。1983 年这种效应被首次发现，十年后，南极上空的臭氧含量下降到正常值的 50%[13]。20 世纪 90 年代初，美国环境保护署（Environmental Protection Agency，EPA）预测，全球每减少 1% 臭氧，到达地球表面的 UVB 辐射量将增加 2%，可能会导致每年非黑色素瘤皮肤癌的发生率增加 1%~3%[15]。温室效应气体导致了臭氧层的减少，由于臭氧层吸收 UVA 的量很少，因此 UVA 量波动较小[16]。臭氧层被温室气体破坏后，到达地球的 UVB 量会成倍增加，波动较大。

日间、云层和地表反射

到达地球的表面紫外线辐射量和白天时间有关：上午 11 点至下午 1 点的紫外线辐射量占全天的 20%~30%，上午 9 点到下午 3 点的辐射量占 75%。云层可降低 10%~80% 的紫外线强度，可降低红外辐射的程度更大。大量的红外线被云层阻挡后，人体吸收的红外线量减少，转化成的热量也减少，人体无法发出预警，感觉不到已过度暴露于紫外线辐射，从而导致紫外线辐射过量吸收的风险增加。通常，只要日照时，影子长度短于身高，就必须注意晒伤，影子越短，晒伤可能性越大。反射紫外线辐射的物质（如沙、水、雪）也不容忽视。例如，沙子可以反射大约 25% 的 UVB。因此，在沙滩上，即使坐在遮阳伞下的也得不到足够的保护。刚下的雪可以反射入射阳光的 50%~95%。水能够反射大约 5% 的引起红斑的紫外线量，而 75% 的辐射能够穿透 2m 深的水，这也就无法给游泳者提供防护[6]。季节变化、地理纬度和海拔高度也影响到达地球表面的紫外线辐射量。

UV 指数

美国环保署、国家气象局及疾病预防控制中心联合开发了紫外线指数/全球紫外线指数（http://www.epa.gov/sunwise/uvindex.html）。这是一项公益健康宣教服务，旨在计算全美乃至全世界范围内的每个 ZIP 代码地区的第二天紫外线指数[17]。该指数范围是 1（低）~11+（极高），预报正午时到达地表的引起皮肤损伤的 UVR 强度。理论上，紫外线指数范围可以从 0（例如夜间）到 15 或 16（在热带高海拔地区，晴朗的天空下）。紫外线指数越高，皮肤和眼睛受到的辐射量越大，发生皮肤损伤所需时间就越短。

损伤皮肤所需的紫外线辐射量受太阳的高度、平流层中的臭氧量和当时的云层影响。天气晴朗无云时，到达地球表面紫外线辐射量为 100%，云层稀疏时为 89%，多云天气 73%，以及阴天时 32%。皮肤越黑的人，产生红斑所需的时间越长（所需紫外线辐射的量越大）。

病理生理学

红斑、晒伤和晒黑

红斑和氧自由基

皮肤的表皮层或真皮层过度暴露于紫外线辐射可导致红斑炎症反应。过量的 UVA 和 UVB 引起血管舒张因子的释放（如组胺、前列腺素、细胞因子），进而导致血流量增加、红斑形成、组织渗出、水肿、局部皮温升高以及特征性的晒伤[6,10]。UVB 为主的严重紫外线辐射可以导致水疱形成、脱屑、发热、寒战、乏力及休克等一系列反应。紫外线照射 3~5 个小时后皮肤开始出现红斑，12~24 小时后达到高峰，一般在随后的 3 天内逐渐恢复正常[10] 相比之下，UVA 引起的红斑发生迅速，6~12 小时达到高峰，持续 24 小时。UVA 引起的皮肤真皮层变化，主要表现为血管损伤和浸润到皮肤深层的大量细胞渗出物[9]。皮肤的内源性成分吸收紫外线辐射产生的能量后，和氧气反应形成氧自由基，进而导致真皮受损[11]。

晒伤的组织学改变

暴露于紫外线辐射时，皮肤会发生一系列适应性变化。

当表皮内角质细胞被损坏，失去典型结构时，表皮层及角质层会增生并形成一道屏障，以阻挡紫外线辐射，尤其是UVB[9]。然而皮肤正常的保护性免疫反应会在照射UVR后被改变。小剂量的紫外线辐射照射就可以诱导产生金属蛋白酶（蛋白水解酶），可以降解真皮内的胶原蛋白和弹性蛋白[18]。即使是小剂量的UVB，也会使朗格汉斯细胞（即皮肤的抗原提呈细胞）数量下降，功能减退[18]。这些细胞异常地激活了抑制物T淋巴细胞，而失去了激活免疫系统正常效应途径的能力[19]。

快速黑色素沉着和延迟晒黑

皮肤被晒黑是皮肤对紫外线辐射的一种适应性反应。其发生有两种不同的机制：快速色素沉着（Meirowsky现象）和迟发晒黑。黑素细胞是参与晒黑反应最主要的细胞，它可以产生吸收辐射的黑色素蛋白[6,9]。快速色素沉着发生于在暴露于UVA和某个可见光谱[6,9]，表皮内的黑色素被氧化后，瞬间皮肤就会变成浅灰棕色。快速黑色素沉着的程度取决于光照的时间和强度，已经晒黑的程度（或已有黑色素量）和个体的皮肤类型[5]。快速黑色素沉着对UVB引起红斑无保护作用[9]。

延迟晒黑发生在UVA或UVB照射后的48～72小时内。紫外线照射后的7～10天时，延迟晒黑反应最强烈，可持续几周到几个月[6]。延迟性晒黑是黑色素产生增多的结果，也是黑素细胞大小和树突体积增大，以及黑素小体（黑色素的颗粒）转化为角质形成细胞的速度增高的结果[6,9]。被黑素小体染色的角质形成细胞迁移到表皮就形成了特征性的晒黑。因为UVA不会引起表皮增生，所以与UVB相比，UVA引起延迟性晒黑后更容易引起晒伤[6]。

光致癌

鳞状细胞癌和基底细胞癌

人类皮肤癌和紫外线辐射的关系主要基于临床和流行病学证据。非黑素瘤皮肤癌，如鳞状细胞癌和基底细胞癌，最常见于光照最多的部位（例如面部、颈部、手臂、前臂背部和手部）[5]。非黑素瘤皮肤癌的发病率与距离赤道的地理距离及皮肤黑色素含量成负相关。与BCC相比，SCC与紫外线辐射的相关性更大[6,20]。对光照敏感的皮肤类型和室外工作的人，非黑素瘤皮肤癌发病率较高[6]。有鳞状细胞癌和基底细胞癌家族史的人患皮肤癌的风险至少增加两倍[21]。此外，组织学、病变程度及侵袭力等级也影响患病风险。白化病是一种以皮肤、头发和眼睛的部分或完全色素缺失为特点的遗传性疾病，这种遗传病与皮肤癌发生率的增高及提早出现有关[6]。

皮肤恶性黑色素瘤

皮肤恶性黑色素瘤（cutaneous malignant melanoma，CMM）的发生也可能与紫外线照射有关，尤其是引起晒伤的照射。青春期有五次及以上严重晒伤史的人患CMM的风险比普通人至少增加一倍以上[20]。和其他皮肤癌一样，黑色素瘤的发病率和纬度及皮肤黑色素含量呈负相关[6]。

与非黑色素瘤皮肤癌不同的是，黑色素瘤与紫外线的累积照射量没有明确相关性。CMM常见于身体间断照射日光的部位（如男性的背部和女性的小腿）[20]。另外，它常见于中年人群和室内工作者，以及那些仅周末和假期外出有日光接触的人群。黑色素瘤家族史是一个高危因素，8%至12%的患者有黑色素瘤家族史[22]。

致癌机制

紫外线辐射的致癌机制可能包括DNA损伤和免疫系统改变。表皮和真皮的DNA吸收紫外线后会生成异常的嘧啶二聚体。在正常情况下，这些嘧啶二聚体会被剪切并修复。如果DNA序列异常或者p53肿瘤抑制基因失活，就会导致转录中断，进而可能诱发基因突变而产生恶性肿瘤[23]。

光照效应对眼睛的影响

暴露于紫外线可以导致各种视觉的不良后果包括白内障，结膜的退变或增生，角膜或结膜的鳞状细胞癌[24]。证据表明，年龄相关的晶状体混浊或老年白内障和长期日光暴露有关。50岁后白内障的发生率随年龄持续增加，74岁以上老人中近30%患有白内障[25]。UVB主要是被角膜和晶状体吸收，它能够导致蛋白质逐渐氧化并沉积在晶状体内。UVA能够穿透晶状体，并对眼睛的深部结构产生累积性损害。晶状体混浊会导致透光率降低和散光增加，并会一步步进展为视物模糊、出现环或光晕、颜色感知障碍甚至是失明[24]。到目前为止，白内障唯一的治疗方法是手术切除。

眼睛暴露于强紫外线照射（可以是几秒钟的电弧焊，也可以是几分钟的紫外线杀菌灯、专业晒黑床或由雪或沙子反射的紫外线辐射）能导致结膜炎或光角膜炎（一种疼痛明显的角膜炎症）。光角膜炎通常从接触紫外线照射30分钟～24小时后发作，症状起始时间取决于辐射强度[26]。结膜炎一般和光角膜炎一起发作，以眼中异物感或沙粒感为特点。光角膜炎还可能伴发不同程度的畏光、流泪和眼睑痉挛[26]。因为角膜上皮的再生能力很强，光角膜炎往往是自限性的，24～48小时内可恢复。治疗包括湿敷、冷敷和作用较弱抗炎镇痛药，如布洛芬、阿司匹林或萘普生钠。

光毒反应和光变反应

光毒反应是最常见的药物诱导的光敏反应类型。当暴露于特定波长的光时，皮肤会吸收足够的紫外线，然后发生速发性或迟发性的炎性反应，也就是光毒反应[27,28]。当光敏剂沉积于皮肤表面时，它就会充当吸收紫外线辐射的载色体。当皮肤中的载色体达到足够的浓度，皮肤暴露在适当波长的紫外线辐射时，能量就会被释放并传输到周围的分子，损害周围组织，引起光毒反应。产生这种反应所需的波长取决于致病因子的吸收谱[29]。

光变态反应和光毒反应的机制类似，但多了免疫系统的参与。一般来说，它是由多环芳烃类光敏剂与UVA反应后形成抗原大分子，进而引起的一种迟发变态反应。光变态反应中，紫外线辐射会使某些药物或化学药剂转变为抗原或半抗原(即可以与组织抗原结合起来的不完整的抗原)。这些抗原抗体反应和免疫介导的过程就是光变态反应和光毒性反应的不同所在。光变态反应在首次接触到药物时并不会发生,和其他变态反应一样,光变态反应也需要长期暴露于致病因素(致敏阶段)[27,28]。一旦致敏,即使是少量的药物暴露也会引发光变反应。

光防护

光防护包括所有阻挡紫外线的方法,包括防晒霜、防晒衣和太阳镜。虽然穿防晒衣和避免阳光直射已经提供了很大的保护,防晒霜仍广泛用于防止晒伤和降低过早衰老和癌变的发病率[30-32]。防晒剂的有效成分能吸收95%以上的UVB,并能防止晒伤。晒黑剂含有能吸收85%~95%的UVB的有效,它可以辅助人们晒黑而不被晒伤。化学防晒剂包括上述两种防晒剂。遮光剂,即物理防晒霜,能够反射或散射所有长波紫外线(UVA)、中波紫外线(UVB)和可见光,从而预防或尽量减少晒伤和晒黑[33]。最初,人们还没认识到UVA的危害,防晒剂主要用于避免UVB辐射的危害。UVA在许多与紫外线辐射相关的不良反应中起了重要作用,市场上已经可以买到吸收UVA或UVB的广谱防晒产品。有些光敏反应由特定波长的紫外线诱发,而且其波长不在成分单一的防晒霜的吸收谱内,对这些患者来说,广谱防晒产品就更有用。表42-2列出了目前市场上在售的化学成分安全有效的防晒产品。

表 42-2

防晒产品及其吸收光谱

防晒产品	吸收光谱波长
邻氨基苯甲酸盐	
美拉地酯(氨基苯甲酸甲酯)	260~380
二苯甲酮类	
二羟苯酮	250~390
氧苯酮(二苯甲酮-3)	270~350
舒利苯酮(Eusolex 4360)	260~375
桂皮酸盐类	
西诺沙酯(二乙醇胺-对-甲氧基肉桂酸酯)	280~310
奥克立宁	250~360
奥西诺酯(甲氧肉桂酸辛酯)	290~320
二苯甲酰甲烷类	
阿伏苯宗(帕索1789)	320~400
对氨基苯甲酸酯衍生物	
对氨基苯甲酸(PABA)	260~313
二甲氨苯酸辛酯(辛基甲基对氨基苯甲酸)	290~315

表 42-2

防晒产品及其吸收光谱(续)

防晒产品	吸收光谱波长
水杨酸(盐)类	
胡莫柳酯(水杨酸三甲环己酯)	295~315
奥替柳酯(水杨酸辛酯)	280~320
水杨酸三乙醇胺	260~320
樟脑及其衍生物	
依茨茨舒(对苯二亚甲基二莰酮磺酸,麦色滤)	290~400
其他类	
苯基苯并咪唑磺酸	290~340
物理防晒霜	
二氧化钛	290~700
氧化锌	290~700

UVR,紫外线辐射

基底细胞癌和鳞状细胞癌的发生与紫外线的照射有着明确的相关性[34],从儿童时期就开始使用防晒霜以减少紫外线辐射是降低一生当中皮肤癌发生风险的关键措施。然而也有一些研究认为,晒霜的使用可能导致了黑色素瘤,因为防晒霜使用者往往会更长时间的暴露于阳光下[35,36],而且以往的防晒产品通常没有防护UVA的作用[37]。痣是黑色素瘤的一个重要的危险因素,痣(色素痣)的发生也被认为与防晒霜的应用存在关联[38]。然而,一项对有痣并长时间暴露于紫外线且疏于防护的人群的流行病学调查分析结果并不支持上述关联[39,40]。

光敏性的临床应用

皮肤类型

案例 42-1

问题1:26岁的R.J.和她28岁的丈夫J.J.,准备在8月份带着他们的两个孩子,6个月大的女儿P.J.和18个月大的儿子L.J.,去北卡罗莱纳州的外滩度一周的假。他们计划了海滩度假、骑自行车及帆船运动等项目。为了这次旅行他们来到你的药店询问防晒霜的相关问题。R.J.有着淡棕色的皮肤、棕色的头发和棕色的眼睛。J.J皮肤白皙,有着金色的头发和一双蓝色眼睛。只要在正午烈日下暴露大约1个小时,J.J.的皮肤就会出现深红色伴疼痛的日灼伤,最后留下轻微的黝黑。他暴露在阳光下的时候皮肤很容易长雀斑,记得小时候曾多次被严重晒伤。R.J.在夏天第一次暴晒时,通常会出现轻度红斑,紧接着就是中度晒黑。她不记得小时候是否被严重晒伤过,但记得无论是儿童时期还是成年后,每逢夏天都被中度晒黑。R.J. 是一家会计公司的前台，而 J.J. 是当地律师事务所的一名律师。他们都需要花大量时间参加户外活动。请根据这些主客观的病史资料确定 J.J. 和 R.J. 的皮肤类型，并据此为他们推荐个性化的防晒产品。

最重要的信息资料主要包括患者的病史和患者的皮肤类型[41]。根据患者的起初对紫外线辐射的反应、皮肤颜色、灼伤反应、黝黑反应以及个人的晒伤史，患者的皮肤可以划分为六个光感型（表 42-3）。这种皮肤分类系统已经被 FDA 应用于防晒剂使用指南中。J.J. 以皮肤白皙、易晒伤和不易晒黑的皮肤特点而被归类为 Ⅱ 型皮肤光感型。R.J. 以浅棕色肤色、不易晒伤并伴有中度的晒黑倾向的皮肤特点而被归类于 Ⅳ 型皮肤光感型。

头发和眼睛的颜色也能够提示皮肤对光照反应如何。相对于深色头发或眼睛的人，拥有金色、红色、浅棕色头发或蓝色、绿色眼睛的人的皮肤对光照反应要强烈一些。严重的晒伤史也与皮肤对光的反应性有一定的关联，但患者对皮肤晒伤或是晒黑的自述不一定可信，当面诊断的参考价值更大。容易出现雀斑以及小时候严重的日灼伤史暗示 J.J. 的皮肤对光照比较敏感。在推荐特定的防晒产品之前还需要考虑其他的重要信息，例如用药史、光敏相关的皮肤病史、过敏史（尤其是接触到化妆品或其他的外用药物的过敏）和防晒霜使用期间的既定活动。

危险因素

> 案例 42-1，问题 2：看来 R.J. 和 J.J. 有许多危险因素会使他们长期暴露在紫外线照射下产生相关不良反应的风险加大。那么长期暴露在紫外线照射下出现相关不良反应的危险因素有哪些？

长期紫外线辐射的效应包括光致癌和皮肤的过早老化（光老化）。这些长期效应发生的相关风险与个人天生的肤色（包括皮肤类型、头发和眼睛的颜色）、紫外线的强度、紫外线辐射持续时间及紫外线辐射的频率直接相关。作为 Ⅱ 类光感型皮肤，J.J. 发生癌变和光老化的风险很高，而属

于 Ⅳ 类光感型皮肤的 R.J. 相关的风险则较低。过多的光照（尤其是在儿童早期）增加了皮肤发生非黑色素瘤皮肤癌和黑色素瘤的风险。18 岁以内的孩子接受中波紫外线（UVB）辐射的平均剂量是成人的平均剂量的 3 倍[23,42,43]。因此，人的一生中大多数光照发生在儿童时期。频繁的日灼伤或间歇高强度紫外线辐射史可能与恶性黑色素瘤的发生有关，然而在一生中大量累积的紫外线辐射剂量也可能造成皮肤非黑色素瘤皮肤癌的发病率增加。儿童时期的几次严重的日灼伤史使 J.J 发生皮肤恶性黑色素瘤的风险加倍[42,43]。户外工作或参加户外娱乐活动时无意间累积的紫外线辐射剂量也大大增加了光致癌和光老化的发生风险[7]。大量的痣、直径大于 1.5cm 的先天性痣和异常痣也是发生恶性黑素瘤的危险因素[20]。皮肤癌的患者的直系亲属发生皮肤癌的风险会增加，因为有皮肤癌个人史或家族史的人在儿童时期发生频繁日灼伤、防晒产品选用不当、频繁使用晒黑床的现象很常见[45]。

光防护

防晒系数

> 案例 42-1，问题 3：在决定为 R.J.、J.J. 和他们的孩子提供特定的防晒产品前，R.J. 和 J.J. 想要知道如何区分这些产品、如何理解产品的防晒系数。你怎么给他们解释这些？

防晒产品的效果是基于其防晒系数和皮肤亲和力[44]。防晒系数（SPF）是测量在使用防晒产品防护的皮肤上产生晒斑所需紫外线剂量，与未加任何防护的皮肤上产生相同程度晒斑所需剂量的比值。随着 SPF 值的增加，其防晒效果增加。它的定义为在涂有防晒产品的皮肤上产生最小红斑所需紫外线剂量与未加任何防护的皮肤上产生相同程度红斑所需紫外线剂量之比[30]。防晒系数是根据 Ⅰ 至 Ⅲ 类光感型皮肤的志愿者的试验结果而制定的，该实验是通过使用自然光或产生 UVB 和 UVA 的太阳能光源模拟器来完成的[30,46]。防晒系数受到防晒产品的成分、化学性质、润肤性能和基质 pH 的影响，因此防晒产品的评估必须考虑到个体的差异[46]。防晒系数通常被误解并且也受到涂抹于

表 42-3

不同光感型皮肤推荐的 SPF

肤色	皮肤类型	皮肤特点	推荐产品的 SPF
很白皙	Ⅰ	总有灼伤反应，从无黝黑反应	20~30
白皙	Ⅱ	通常有灼伤反应，有时有黝黑反应	15~20
浅	Ⅲ	有时有灼伤反应，常有黝黑反应	10~15
中等	Ⅳ	从无灼伤反应，总有黝黑反应	8~10
深	Ⅴ	中度的全身皮肤色素沉着	8
很深	Ⅵ	明显的全身皮肤色素沉着	8

SPF，防晒系数

皮肤表面的防晒产品的剂量、紫外线照射前首次使用防晒产品的时间、防晒产品应用的频率和环境因素（如紫外线照射下的光降解）的影响。因此，防晒产品在使用时的有效SPF明显小于标签的SPF值[47-51]。实际上，消费者通常只使用防晒产品推荐的厚度的四分之一到二分之一[52-55]。

一个普遍的误区是以为SPF与光辐射的时间有关。例如，很多人认为如果他们通常在1小时内被晒伤，然后使用SPF 15的防晒产品后可以让他们在阳光下暴露15个小时而不被晒伤（即15倍的时间）。这个表述并不确切，因为SPF并非与光照时间直接相关，而是与光照量有关。虽然光辐射与暴露时间有关，但是其他因素也会影响到光辐射量。例如，光照强度对光辐射量有影响。一般来说，中午接收等量的光辐射所需的时间比清晨或傍晚少，因为中午光照强度大。以下光辐射量可能是相等的：上午9点1小时的光辐射量与下午1点15分钟的光辐射量。光照强度也与地理位置有关，纬度低的地方光照强度大。此外，云层对阳光也有吸收作用，因此一般情况下晴天的光辐射量比阴天大。

1978年，FDA非处方药物防晒产品专家组将防晒产品归类为药品类，而不再属于化妆品范畴。该药物旨在保护皮肤的结构和功能免受光化学损害。1999年，FDA对非处方类防晒产品制定了最终的规章条例（具体可查询 http://www.fda.gov/downloads/Drugs/DevelopmentApprovalProcess/DevelopmentResources/Over-the-CounterOTCD rugs/Statusof-OTCRulemakings/ucm090244.pdf）。1999年制定的条例列出了的防晒产品的有效成分、标签和测试要求，并对所有非处方类防晒产品提供了统一、简化的标识，旨在方便消费者选择合适的防晒产品。

此外，化妆品条例要求不包含防晒成分的晒黑产品必须注明以下警告："警告——本产品不含防晒成分并不能防止晒伤。晒黑时若无防晒措施，即使不被晒伤，亦可能会增加皮肤老化、皮肤癌以及其他不良反应的发生风险"。

2006年，FDA再次对防晒产品的标签条例进行了修订。遮光剂的定义为：含有能够通过吸收、反射和散射太阳光中有害的射线，改变皮肤对射线的正常的生理反应，从而能够保护皮肤的结构和功能的有效成分的产品。这些有效成分有助于预防一些疾病（如晒伤）和减少皮肤老化、皮肤癌变和其他不良反应的发生。防晒产品中的活性成分也有除治疗或生理之外的用途，如一种颜色添加剂或颜色保护剂（如作为颜色添加或产品颜色的保护）。

2007年，FDA对原先的产品配方标准、测试要求、标签等方面的条例进行了新的修订[56]。此次修订于2012年执行，将SPF最大值限定至"SPF 50+"，根据标准，防水性必须能够告诉使用者在出汗或游泳时，所期望的SPF值可保持的时间[57]。标准要求不得在防晒产品中标"防水"或"防汗"，也不能标"阳光隔离"。标明"广谱"必须有明确的规定，即必须提供UVA和UVB的保护。非广谱或SPF<15的产品必须标识关于皮肤癌及皮肤老化的警告。SPF的最大值50+，是由于无证据表明SPF高于50以上的值不能提供额外的保护[57]。尽管出台了新的规定，SPF>50的产品依然在售。

2014年11月，防晒技术创新法案（SIA）颁布，对作为非处方药的防晒剂制定了新的标准，规范了其有效性及安全性[58]。该法案修订了食品、药物及化妆品中，所使用防晒成分的时间及期限做了规定。该规定明确了之前未决定成分[58,59]。针对该法案，2015年早期，FDA对8种成分进行了试验，包括二氧化钛、甲酚曲唑、三硅氧烷、辛基、三嗪酮、阿米洛酯、UVA防晒剂、依茨舒、恩扎卡明。这些成分在使用浓度上缺乏足够的有效性及安全性的证据，需要更多证据来证明其在非处方防晒产品中的安全性及有效性[60]。

防晒产品的评价

亲和力是评价防晒产品有效性的一个指标。防晒产品的亲和力是指在游泳或出汗时其仍能被皮肤吸收或黏附于皮肤的能力。防晒产品的亲和力很大程度上依赖于赋形剂和活性成分的类型[61]。一种防晒产品对皮肤角质层中角蛋白层的亲和力与角蛋白或赋形剂的分配系数直接相关。防晒产品活性成分在角蛋白中的饱和度取决于它的脂溶性，然而其亲和力却与脂溶性无关。高度溶解于赋形剂的防晒复合物更容易渗透入皮肤。通常情况下，油包水型乳剂或油膏类赋形剂往往有较高的亲和力。一些新的防晒产品通过加入聚丙烯酰胺之类的聚合物而改善了产品的亲和力。

摩尔吸光系数、吸收光谱和耐光性

防晒产品活性成分的化学结构决定了其摩尔吸光系数和吸收谱，进而决定了产品的防晒效果。摩尔吸光系数是衡量防晒产品对紫外线辐射吸收量的一个指标，它依赖于防晒产品中活性成分的浓度以及涂抹于皮肤表面的量。吸光谱在UVB波段的防晒产品可以预防日灼伤，吸收峰在310～320nm尤其有效[46]。吸光谱在中波紫外线（UVB）范围的防晒产品主要包括对氨基苯甲酸（PABA）及其酯类衍生物、肉桂酸系列酯、水杨酸类。吸光谱在长波紫外线（UVA）范围的防晒产品包括氨基苯类（如美拉地酯）、二苯甲酰甲烷类（如偶氮苯）、苯甲酮类（如氧苯酮）。防晒产品的耐光性是指其暴露在阳光下的稳定性。耐光性是防晒产品发挥防晒作用的关键因素。防晒产品的耐光性高意味着该产品能够长时间阻挡长波紫外线（UVA）辐射，不会像其他防晒产品一样在紫外线辐射下很快降解。

表42-2显示了美国FDA认可的17种防晒产品的有效成分以及FDA允许的最大浓度和吸收光谱。

有机化学防晒剂

有机化学防晒剂是能够吸收紫外线辐射化合物制剂，它选择性吸收某些波长的紫外线从而保护皮肤结构免受相应波长紫外线的不利影响[30]。把防晒剂涂抹于皮肤表面后，它所含的芳香族化合物会将高能量的紫外线辐射转换成无害的长波辐射，然后部分再转化为热能[30]。由于有机化学防晒剂不吸收可见光，因此通常是透明的。

UVB 吸收剂

氨基苯甲酸酯类

PABA是第一个被广泛用来吸收作紫外线的化合物，它能够吸收260～313nm波段的中波紫外线，吸收峰在290nm左右，摩尔吸光系数也很高[46]。PABA容易渗透入皮肤的角质层并与之结合。即使是在游泳、出汗或沐浴后，几天前使用的 PABA 仍可能残留在皮肤上并发挥防晒作用。这种特性使 PABA 成为拒水防晒产品的理想成分[46]。PABA 通常是和酒精一起配制，这可引起刺痛、干燥或紧绷感，涂抹于面部时尤其明显。它的主要不良反应可能引起接触性皮炎或光接触性皮炎，发生率在 4% 左右[62]。除了比其他防晒产品引起的过敏反应更多外，PABA 还会与苯佐卡因类、噻嗪类、磺胺类药物、对苯二胺（染发剂中的常见成分）和其他对氨基苯甲酸衍生物等发生交叉过敏反应[49]。PABA 也可以引起衣服褪色。市场上含有 PABA 的防晒产品越来越少了，新型防晒产品大都以不含 PABA 作为卖点。

PABA 酯类衍生物包括辛基甲基对氨基苯甲酸和甘油对氨基苯甲酸。这些衍生物更容易融入其他剂型中，具有亲和力高、不引起衣物褪色的特点。其吸光谱和 PABA 类似（表 42-2），吸收峰在 311nm 处。相对于其他的 PABA 酯类衍生物，辛基甲基对氨基苯甲酸引起交叉过敏反应、接触性皮炎以及光接触性皮炎的风险最低[63]。

肉桂酸酯类

奥西诺酯（甲氧肉桂酸辛酯）摩尔吸光系数高，吸收峰在 305nm 处，是最常用的肉桂酸酯类强效 UVB 吸收剂[64]。肉桂酸酯类的化学结构和以下成分相似：秘鲁香脂、妥鲁香胶、古柯叶、肉桂酸、肉桂醛、肉桂油，以及香水、外用药物、化妆品、香料的某些成分[65]。这些成分与皮肤的角质层结合不佳，因而其亲和力较差。包含肉桂酸成分的防晒产品有可能引起粉刺，因为其赋形剂内往往添加易堵塞毛孔的成分来提高它的亲和力。肉桂酸酯类常常与苯甲酮类的联用，这样能够使制剂不易染色，并且很少引起接触性皮炎[64]。

水杨酸类

水杨酸类吸收中波紫外线（UVB）的能力较弱，常常用于不含 PABA 的产品中。虽然只有高浓度外用水杨酸类才能达到 SPF 的要求，但其仍被认为是最安全的防晒产品之一[66]。水杨酸类药物摩尔吸光系数较低，溶解性好，常用来提高复合产品的 SPF，尤其是氧苯酮和阿伏苯宗[67]。奥替柳酯和胡莫柳酯不溶于水、亲和力高。水杨酸类药物的过敏反应是很罕见的[66]，但也有对奥替柳酯过敏的报道[68]。

氰双苯丙烯酸辛酯

氰双苯丙烯酸辛酯和水杨酸类以及肉桂酸酯类的吸光谱相似，其吸收峰在 307nm 处。氰双苯丙烯酸辛酯刺激性小、亲和力低，但它因为能提高阿伏苯宗的光稳定性而越来越受欢迎[69]。

UVA 吸收剂

苯甲酮类

以氧苯酮和二羟苯宗为代表的苯甲酮类，既是中波紫外线（UVB）吸收剂，又是长波紫外线（UVA）吸收剂[70]。洗发水、肥皂、发胶、涂料和油漆中也含有苯甲酮类。氧苯酮和二羟苯宗的吸收峰都约为 290nm，但因为亲和力和感光性差用途比较受限[70]。氧苯酮常引起光接触性皮炎，而二羟苯宗常引起接触性皮炎并且常以接触性荨麻疹为首发症状[71]。需要指出的是，氧苯酮可以被全身多系统吸收，尿液和血液中就能检测到[72]。

氨基苯类

氨基苯类，例如美拉地酯，是弱效 UVB 吸收剂，也 UVA 吸收剂。正如水杨酸类一样，氨基苯类摩尔吸光系数也很低，吸收峰值在 336nm 处[46]。美拉地酯致敏风险低、吸光谱宽，尤其是当它与其他防晒成分复配时能够提供广谱防护作用。

二苯甲酰甲烷类

阿伏苯宗（丁基甲氧基二苯甲酰基甲烷）是典型的二苯甲酰甲烷类有机物，它的摩尔吸光系数很高，只吸收 UVA，其吸收峰值在 360nm 处[73]。阿伏苯宗一般和 UVB 吸收剂复配来扩宽防晒产品的紫外线吸收谱。但复合物的光稳定性差。阿伏苯宗在暴露于紫外线中 15 分钟就会丧失约 35% 的吸收能力，因此实际的 UVA 防护效果会减弱[74]。每个阿伏苯宗分子仅能吸收一次紫外线，吸收后就失去活性了，相反，氧化锌或二氧化钛每次反射 UVA 的衰减极小，因而可以持续发挥作用。涂抹于皮肤表面的阿伏苯宗在 5 个小时的 UVA 暴露后几乎全部失去活性。阿伏苯宗与最强的 UVB 吸收剂奥西诺酯不能配伍[75]。和紫外线吸收剂或非紫外线吸收剂复配后，阿伏苯宗的耐光性均可增加。露得清品牌旗下产品 Helioplex 即采用了这项技术，它起初配伍了氧苯酮和 2,6-萘二甲酸二乙基己酯（DEHN）使得所含的阿伏苯宗稳定，但现在新一代产品中融合了其他技术并增加了相关成分。

依茨舒

依茨舒是能够吸收短的长波紫外线（UVA）的樟脑衍生物，具有耐光性和耐水性，并且药物全身吸收较少[76]。FDA 仅仅批准依茨舒用于特定的配方，如 2% 依茨舒、2% 阿伏苯宗、10% 氰双苯丙烯酸辛酯组合的防晒乳（Anthelios SX，L'Oreal USA）。这种非处方类产品仅在美国以 SPF 15 的润肤霜进行销售。FDA 认为其他浓度的有效性及安全性需要考证[60]。这种组合能够提供的防护更持久、吸光谱更宽（290~400nm），其中依茨舒的吸光谱较窄（320~340nm），能够弥补氰双苯丙烯酸辛酯（吸光谱 210~290nm）和阿伏苯宗（吸光谱 320~340nm）吸光谱之间的间隙。依茨舒、阿伏苯宗和氰双苯丙烯酸辛酯的组合的耐光性能使其在 1 小时，5 小时仍有残余保护效应（1 小时时阻隔 100% 的 UVB 和 97% 的 UVA；5 小时时阻隔 90% 的 UVB 和 80% 的 UVA）。这种组合的不良反应包括痤疮、皮炎、干性皮肤、湿疹、红斑、瘙痒、皮肤不适和晒伤等，但不常见。

此外，还有两种包括依茨舒的配方。Mexoryl SX 是一种水溶性防晒产品，适合白天防晒，适用于保湿和面部的基础防晒。Mexoryl XL 是脂溶性制剂，适用于防水的防晒配方，适合沙滩和户外锻炼时防晒。

无机防晒产品

无机防晒产品是一种不透明制剂，其基质中会融入特殊的不可溶化合物，起到散射和吸收紫外线的作用。颗粒的大小和薄膜的厚度决定了防晒等级[77]。迄今为止，FDA 仅批准了两种无机防晒产品，即二氧化钛和氧化锌[77,78]。其他无机防晒产品还包括氧化镁、红色兽医用矿脂、铁氧化物、高岭土、鱼石脂和滑石粉。氧化铁和滑石仍是市售的防晒产品和化妆品中的成分，而高岭土和鱼石脂则存在于洗面奶、保湿剂及软膏中。这些化合物常和化学防晒剂配伍，以提高防晒产品的 SPF；或制成单一成分的防晒霜。单独使用时，它们通常被做成药膏，专门用于身体的脆弱部位，如鼻子、脸颊、嘴唇、耳朵和肩膀[33]。有些人对 UVA 和可见光异常敏感，如白癜风、正常皮肤包绕的无色素性病变（如白斑）患者，对他们而言，无机防晒剂就显得十分重要。适当颜色配方的防晒产品可以用来修饰和保护这些脆弱的无色素性病变[33]。无机防晒剂是那些需要严格避光的人员的首选（如幼儿、需要持续暴露于紫外线下的 I 到 Ⅳ 型光感型皮肤的人群，以及药物光敏反应、着色性干皮病、红斑狼疮和其他皮肤光敏反应的人群）[33]。

尽管无机防晒剂有许多优点，但因为它厚重、易脏，而且容易堵塞毛孔而并没有被广泛使用。它们亲和力很高，在日光照射下会融化，这种情况下它的有效防晒时间会缩短到几小时。物理防晒产品大都是容易引起闭塞的，可能会引发痤疮或加剧其恶化再或堵塞汗腺[33]。生产厂家不断努力以减小颗粒尺寸，进而改善外观来改进这些产品。用纳米颗粒做二氧化钛和氧化锌的载体是目前的研究热点，这样可以兼有很强的紫外线防护力和良好的外观。也有人质疑这些无机防晒剂的毒性，因为它们可能渗透入皮肤进而增加与皮下组织的相互作用，但体内实验和体外实验都否定了这一观点[79-83]。美国目前还没有关于测试或标记纳米钛和氧化锌的规章条例。

抗氧化剂

相比于传统的防晒产品，添加植物的抗氧化剂以及维生素 C 和维生素 E 的广谱防晒产品，由于其氧自由基的中和作用，可能会进一步减少紫外线引起的损害[78,84]。人们越来越重视抗氧化剂在防晒中的作用，尤其是观察到紫外线辐射后的皮肤中维生素 C 的水平明显下降后[85]。无论是口服还是局部应用维生素 C 和维生素 E（已被纳入市场销售的防晒产品），可以额外减少 UVA 和 UVB 引起的光损伤[85,86]。局部应用抗氧化剂并不能完全扩散到皮肤表皮层，而且其化学性质不稳定[67]。外用抗氧化剂只推荐与足量的防晒产品配伍使用。在市售产品中可以发现抗氧化剂及广谱防晒剂的联合使用，尤其是面部产品。

鉴于他们计划的一周的假期和紫外线辐射量，R.J. 和 J.J. 应该选择亲和力高、防水能力强的广谱防晒产品，以期提供最好的防护。

交叉过敏

案例 42-1，问题 4：根据你对 R.J. 和 J.J. 的评估，你确定了他们的分别是 Ⅳ 型和 Ⅱ 型光感型皮肤。进一步询问得知，R.J. 无药物过敏史，但她有几次染发和使用某些洗发露后，头皮和发际线周围出现了接触性皮炎。儿童时期，J.J. 经常患鼻窦感染，由于对青霉素类过敏，常使用复方新诺明（TMP-SMX）治疗。他记得在口服磺胺类抗生素的时候，接受小剂量的光照即引起了严重的晒伤。他最近开始口服氢氯噻嗪，每日 12.5mg，用于治疗高血压。向 R.J. 和 J.J. 推荐防晒产品时需要考虑哪些重要问题？

向 R.J. 和 J.J. 推荐合适的防晒产品，首先应考虑的是他们的皮肤类型。R.J. 的皮肤为 Ⅳ 型光感型，那 SPF15 以上的防晒产品就可以满足她的需求（表 42-3）。J.J. 是 Ⅱ 型光感型皮肤，SPF 在 30 到 50 之间的防晒产品才能为他提供足够的防护。此外，推荐防晒产品时，R.J. 的接触性皮炎以及 J.J. 的光敏反应病史也需要考虑在内[87]。R.J. 有使用染发剂和某些洗发露时出现的接触性皮炎的病史[88]，目前考虑可能与染发剂中的对苯二胺或存在于染发剂和洗发露中的苯甲酮有关[70]。

由于对苯二胺与对氨基苯甲酸或其衍生物之间可能存在交叉反应，所以应该向 R.J. 推荐不含对氨基苯甲酸或苯甲酮成分的防晒产品。肉桂酸酯和对氨基苯甲酸酯类很少引起接触性皮炎，是推荐给 R.J. 的理想产品。

PABA 和 TMP-SMX 都含有磺胺基团，而 J.J. 服用 TMP-SMX 后有光敏反应，这意味着 J.J. 可能对 PABA 及其衍生物的也有交叉过敏反应。对磺胺类药物的这种反应也表明 J.J. 可能在服用氢氯噻嗪时出现光敏反应。对容易发生光敏反应的人，建议使用 SPF30 以上的防晒产品。药物诱导的光敏反应是由 UVA 引发，为了得到更加充足的防护，J.J. 需要一种不含 PABA 又能同时吸收 UVA 和 UVB 的广谱防晒产品。广谱化学防晒产品通常含有苯甲酮类和肉桂酸类成分。含有这两类成分的防晒产品才被认为是广谱防晒产品。另外，二甲基辛基苯甲酸很少像 PABA 及其衍生物一样引起光接触性皮炎[63]，包含该成分的广谱防晒产品也可推荐给 J.J.。如果光敏反应是由可见光引起的，那就有必要用无机物理防晒产品来阻挡所有的光线[50]。除了考虑上述影响因素外，还可以建议 J.J. 选择另外一种降压药替换氢氯噻嗪，这样可以进一步降低 J.J. 发生光敏反应的风险。

儿童光防护

案例 42-1，问题 5：应该向 P.J. 和 L.J. 推荐什么保护措施？

人一生中的大部分光照发生在儿童时期，而且紫外线辐射的危害有累积效应，因此儿童时期的光防护是非常重要的[38]。婴幼儿与成人相比暴露的皮肤更多，因此局部暴露于防晒产品的机会更多，吸收入体内更多，但是药物在婴幼儿体内代谢能力是低于成人的[89,90]。因此不建议 6 个月以下的婴儿使用防晒产品[91]。P.J. 应避免阳光直射，在户外时需要衣物或遮阴棚等进行保护[91-95]。

L.J. 需要用不含 PABA 成分、SPF15 以上的防晒产品。无机防晒产品由于全身吸收少，可安全用于 6 个月至 2 岁的儿童[89,90]。儿童时期常规使用 SPF15 以上的防晒产品直到 18 岁的人群，其非黑素瘤皮肤癌的发生率较其他人低 75% 左右[95]。如果 L.J. 在太阳最强的时候暴露 6 小时（即 10AM-4PM）或更长时间，他应该穿防晒衣，身体覆盖面越大越好[81]。紧密编织的长袖衣服和长裤几乎能保护皮肤免受所有的紫外线辐射，而松散编织衣服或浸湿的 T 恤仅能阻挡 70% 的紫外线辐射。水虽然不能完全阻挡紫外线，但可以减少散射，并使它能量衰减。普通质量的棉 T 恤只能提供 SPF7 到 8 的防护[94]。

织物的紫外线透过率可以用分光光度计或光谱仪测量。紫外线防护系数（UPF）（而不是防晒系数）已被作为衡量面料的防晒性能的指标[96,97]。紫外线防护系数根据透过面料的紫外线量以及皮肤的红斑反应来计算的。例如，如果一种面料的紫外线防护系数（UPF）是 20，那么只有二十分之一紫外线穿透面料。某些合成面料的紫外线防护系数值可超过 500，远远优于防晒霜[94]。表 42-4 列出了紫外线防护系数与紫外线透过率和吸收率的关系。

由于面料的小孔隙仍允许紫外线通过，因此没有任何一种面料能够提供 100% 的紫外线防护。一个棒球帽的防护区域仅有前额中央。镶边宽的帽子能够保护耳朵、颈部、鼻子和脸颊，但对头颈部皮肤的保护不够，无法降低其鳞状细胞癌发生的风险[98]。织物柔顺剂中加入紫外线吸收剂（如二氧化钛、Tinosorb-M，BASF）可以减少穿透衣物到达皮肤的过量 UVB 和 UVA，这样既能吸收紫外线又可以防晒美白。这种柔软剂的化学成分在任何水温下均能和棉纤维结合得很好。柔顺剂也可用作洗衣添加剂（如 Sun Guard，Phoenix 牌），它能够结合并累积于所洗的衣物上。20 次的漂洗后该化学成分能够将衣物的紫外线防护系数增加至 30[99,100]。

防晒产品的选择

两种类型的防晒产品适合儿童使用。全身防护首选乳剂，酒精洗剂或凝胶可能引起皮肤和眼睛的刺痛、灼伤和激惹，因此不作为儿童首选。物理防晒霜（如氧化锌）有各种亮色可选，建议用于身体的特殊部位，如鼻子，脸颊和肩膀。PABA 及其衍生物可能对儿童稚嫩的皮肤有害。对于患有痤疮的成年人，推荐使用无油、不致粉刺的防晒产品（如 Neutrogena Healthy Defense Oil-Free Sunblock）以及 SPF15 以上的唇膏（如 ChapStick or Blistex Regular[SPF15]，Blistex Ultra[SPF 30]，or ChapStick Ultra[SPF 30]）。

应用

案例 42-1，问题 6：关于你所推荐的防晒产品使用方法，你需要给 R. J. 和 J. J. 什么指导？

由于 R. J. 和 J. J. 计划在沙滩上度假，抗水的防晒产品是合适的选择。对于儿童而言，防晒产品可能存在交叉过敏反应，家长在给儿童使用前可以进行斑贴试验（把小剂量的防晒霜涂抹于前臂内侧并覆盖一小块绷带，第二天观察其反应）。

大多数人只用到能达到该产品 SPF 值的剂量的 20%~60%[48,51-54]。鉴于以上情况，目前提出一个方法用来确定防晒产品提供足够防护时所需的大致剂量[101]。该方法指出：在使用防晒产品时，额头、颈部、手臂区域的每一处使用量要半茶匙以上，而躯干前部和躯干后部、腿部的使用量要一茶匙以上。这个剂量的确定是参照美国 FDA 进行防晒产品测试时所使用的剂量（2mg/m²）。一项关于沙滩防晒产品应用方法的研究发现，身体各部位应用的防晒剂量均不达标[52-54,102]。其中耳朵和脚尖的防护最不充分。如果防晒产品是自己涂抹的，那背部的防护也欠佳。在应用防晒产品时，应该提醒患者注意那些经常容易遗忘的区域，如手、面颊、颈部、耳朵和足背。防晒产品最好每过 1~2 小时重新使用一次，出汗、游泳以及洗澡后也要重抹。证据表明提前 20~30 分钟内能部分的起到补偿作用[47,103-105]。

案例 42-1，问题 7：J. J 在应用防晒产品后能起到多久的保护作用？

如果 J. J（Ⅱ型光感型皮肤）在未做防护的情况下暴露于紫外线 30min 即可出现灼伤，SPF15~30 的防晒产品能够提供 7.5 小时（0.5 小时×15[SPF15]）的 UVB 防护。然而，防晒系数很高的产品也仅仅能提供少量的 UVA 防护和极少量甚至是零红外线防护[46]。因此，外出活动时即使使用了合适的防晒产品，也应该把光照时间控制在 90~120 分钟以内。此外，环境因素（如大气湿度增加）和防晒产品使用剂量不足也可能使防晒效果下降多达一半。

既含化学防晒剂又含物理防晒剂的防晒产品的防晒指数可以高达 50⁶。对光照极度敏感的人能够从高防晒系数的防晒产品中获益，但是皮肤正常的人使用 SPF30 的产品即满足日常生活或日光浴的需要[48]。

案例 42-1，问题 8：J. J. 能够从防晒系数高于 50 的产品中获益更多吗？

表 42-4

紫外线防护系数与紫外线透过率、吸收率

紫外线穿透率（%）	紫外线吸收率（%）	紫外线防护系数（UPF）	防护能力级别
10	90.0	10	中等强度防护
5	95.0	20	高强度防护
3.3	96.7	30	很高强度防护
2.5	97.5	40	极高强度防护
<2.0	>98.0	50	最大强度防护

防晒系数越高，预防日晒伤的能力越强。但有一点需要提醒 J.J.，那就是防晒系数与 UVA 引起的皮肤损伤程度并不相关。有研究表明：在同样光照下，用 SPF85 的产品的患者的晒伤要小于用 SPF50 的产品的[106]。根据 FDA2012 年生效的修订条例，由于并不能证明更高的 SPF 值更有效，因此 SPF 的最大值限定为 50+[57]。需要提醒 J.J.，防晒产品只有正确并足量使用才能达到它 SPF 值的相应防晒效果。

护目镜

> **案例 42-1，问题 9：**请向 R.J.、J.J. 及其家庭成员推荐合适的太阳镜以备度假使用。

R.J. 和 J.J. 需要佩戴太阳镜，这样户外活动时可以减少终生累计紫外线量，沙滩度假时可以阻挡高剂量紫外线辐射并预防光性角膜炎或结膜炎。许多太阳镜生产商把太阳镜归类为以下三种：装饰用、普通用途和特殊用途。装饰太阳镜能够阻挡至少 70% 的 UVB、至少 20% 的 UVA 以及不到 60% 的可见光，适合于无高剂量紫外线暴露的休闲场所使用。普通太阳镜能够阻挡至少 95% 的 UVB、至少 60% 的 UVA 以及 60%~92% 的可见光，适用于大部分有光照的活动[107]。特殊太阳镜能够阻挡至少 99% 的 UVB、至少 60% 的 UVA 和 97% 的可见光，适用于光照强烈的情况，例如滑雪斜坡或热带沙滩[107]。R.J. 和 J.J. 和他们的孩子度假时适合佩戴特殊太阳镜或普通太阳镜。

人工日光浴场

> **案例 42-2**
>
> **问题 1：**32 岁的女性 B.P. 准备去坎昆出差。她正在寻求关于利用日晒床刺激黑色素形成来防止晒伤的建议。B.P. 有着Ⅲ型光感型皮肤、浅棕色头发和绿色眼睛。不过，她最近听说用于晒黑的人造日光也可能会导致皮肤晒伤，甚至可能导致皮肤癌。你将给她提些什么意见？

大多数日晒床、日晒箱或日晒沙龙使用的是发射约 95% 的 UVA 与很少的（即 1% 至 5%）UVB 人造光源[108,109]。过去通常认为，与 UVB 相比，UVA 很少会引起皮肤老化或癌变。但是现在发现 UVA 也会引起许多和 UVB 一样的皮肤改变，包括皮肤免疫、退行性变、癌变以及 DNA 损伤和氧自由基形成[110]。UVA 也会引发白内障和疱疹性病变[25]。晒黑期间接受的高剂量的 UVA 以及平时不断累积的 UVA 辐射剂量使 UVA 的长期效应备受关注[111]。此外，UVA 可能增加 UVB 的光致癌作用[74]。大量的证据也表明，室内晒黑和黑色素瘤之间有一定关联[112]。在过去的 20 年里，美国人中日晒床的使用量大大增加，从 1988 年的不足 1% 上升至 2007 年的 27%[113]。然而，全国健康访谈调查的结果显示，经常光顾日光浴沙龙的成年人从 2010 年的 5.5% 下降到 2013 年的 4.2%。这可能是由于越来越多的人意识到日光浴的危害。但美国选择日光浴的人数众多，仍让人担心，尤其是青少年人群[114]。CDC 进行的 2013 青年危险行为调查的参与者报告说，大约 13% 的高中生，包括 20% 的

高中女生，一年内一次或多次使用室内日光浴设备[115]。最近有证据表明，过多的紫外线照射（特别是日晒床的使用）可能有一个类似于导致行为成瘾性的物质成分[116]。多达 10% 至 53% 的年轻人对室内晒黑行为上瘾[117-121]。为了遏制室内晒黑在年轻人中的流行，FDA 在 2014 年将紫外线灯重新归类为Ⅱ类医疗器械，并加以黑框警告，表明 18 岁以下的未成年人不应该使用紫外线灯[122]。该规定对日晒床进行了管理，但将日晒设备作为医疗设备管理意味着肯定了其治疗效果，这使得日晒设备有别于其他几乎没有明确疗效的致癌产品[123]。

B.P. 的Ⅲ型光感型皮肤可以通过逐渐黑化来提供紫外线防护，她能够以最小程度的晒伤逐渐达到中度晒黑。但 UVA 诱导的晒黑反应并不像阳光引起的那样具有保护作用，因为 UVA 并不能使皮肤角质层增厚[118]。与仅通过日光浴获得的晒黑反应相比，人造的晒黑反应加上后续的光照尚未发现能减少的长期皮肤损害[118]。因此，B.P. 并不应该通过使用人工晒黑获得具有保护作用的晒黑，她应该在旅途中使用适当的光防护措施。

> **案例 42-2，问题 2：**如果 B.P. 决定去晒黑沙龙，你需要向她推荐什么防护措施？

如果 B.P. 无视你的建议，仍决定去人工晒黑，那么她应该采取一些预防措施。皮肤类型决定了紫外线辐射的最小红斑量（MED），FDA 据此对首次人工晒黑者给出了推荐的曝光计划。最小红斑量是指在 24 小时曝光后能够产生任何可见的皮肤泛红所需的紫外线照射的剂量。FDA 推荐在第一周的 3 次晒黑中，每次照射剂量不超过 0.75MED，然后逐步增加至每周或每两周 1 次最大维持剂量 4.0MED[124]。值得注意的是最小红斑量具有个体差异，与皮肤类型有关。将 FDA 规定的时间限制与个体情况相结合，视个体的皮肤类型和照射时所使用的剂量而定。为了减少白内障的发生，B.P. 需要佩戴专业的护目镜来吸收 UVA、UVB 以及波长达 500nm 的可见光，而单纯的闭上眼睛或者普通的太阳镜是起不到保护眼睛的作用。

免晒美黑产品

> **案例 42-2，问题 3：**B.P. 决定接受你的建议不再考虑使用晒黑床，然而她仍然想在去坎昆之前有一个晒黑的皮肤。使用免晒美黑产品能够向 B.P. 提供防护、避免晒伤吗？

免晒美黑产品是一个商业术语，是指在无需接受光照或其他紫外线照射的情况下提供一个黝黑外观的产品。这些产品中常见的一种成分是二羟丙酮（DHA），它是一种颜色添加剂，通过与角质层中的氨基酸成分起反应使皮肤颜色加深呈橙棕色。术语"古铜粉"被用来描述旨在实现临时晒黑外观的各种产品。例如，古铜粉类的在售产品中都会有着色的保湿剂和粉末刷。类似于其他类型的化妆，这些产品能够产生一个临时的效果，并随着时间而慢慢褪掉。

除了提供晒黑外观的 DHA，一些在售的产品还包含其他的成分。免晒美黑产品或者古铜粉均不能提供对紫外线的保护作用，除非特别标明 SPF 数值[125]。如前所述，FDA 要求所有不含防晒成分的晒黑产品必须在产品标签上注明该产品不能防止晒伤。

晒黑药片是通过摄入大剂量的色素添加剂而促进皮肤着色，如通常使用的角黄素。在大剂量使用时，角黄素会沉积在不同的组织器官，沉积在皮肤上则使皮肤呈现出橙棕色。这种呈现的颜色因人而异。这种着色并不是皮肤黑色素增加产生的结果。尽管，角黄素被 FDA 批准小剂量用于食物颜色添加剂，而这种所谓的晒黑药片并未得到批准。作为药片大剂量使用时也出现相关不良事件，其中报道的包括：药物诱导的视网膜病变，恶心，胃肠痉挛，腹泻，皮肤瘙痒，荨麻疹。上述提到的但未经批准的药物不应推荐使用。

晒伤的治疗

案例 42-3

问题 1： 31 岁的 G. B.，有着 Ⅳ 型光感型皮肤，几个小时前在午后日光下活动。他的肩膀、背部、颈部和手臂都呈鲜红色，并且开始感觉发热、牵拉感、疼痛。G. B. 平素身体健康，无重大疾病史及药物过敏史。针对 G. B. 的晒伤，你有何治疗建议？

晒伤通常是自限性疾病，以对症治疗为主[126]。针对一级晒伤，治疗建议包括：口服药物（如布洛芬、阿司匹林）或者局部应用止痛剂（如樟脑、薄荷醇）、局部消炎药（如氢化可的松乳膏或芦荟凝胶）、冷敷［自来水、生理盐水或醋酸铝溶液（Burow 溶液）］或冷保护剂浴（如胶态燕麦片）。在非甾体抗炎药（NSAIDs）（如阿司匹林、布洛芬），由于通过抑制晒伤炎症性过程介导的前列腺素的合成，对乙酰氨基酚常作为首选药。尽管糖皮质激素、非甾体抗炎药、抗氧化剂、抗组胺药或润肤剂能够缓解症状，但是在缩短晒伤恢复时间上作用甚微[126]。

局部麻醉药只能提供短暂的止痛效果（15~45 分钟），如苯佐卡因或利多卡因。这些外用局麻药不能大剂量使用或者每日超过 3~4 次的频繁应用。此外，局麻药不能用于发炎的、起疱或破损的皮肤。苯佐卡因全身毒性小，但是可引起皮肤接触性过敏[127]。与之相反，利多卡因引起皮肤接触性过敏的发生率很低[128]。有研究证明，紫外线引起的损伤局部应用糖皮质激素来治疗的临床获益很少[129]。如果 G. B. 想选择使用外用制剂，通常建议在疼痛明显的时候给药，如睡前。口服抗组胺药有助于控制晒伤引起的瘙痒症状，如果睡前服用还能够帮助改善睡眠。然而，并无确切的研究表明其能够减少症状或者临床获益。

通常，自我护理以外的治疗措施不是必需的。如果晒伤范围广并伴有持续的症状（如发热、寒颤、恶心或呕吐）、Ⅱ度或Ⅲ度的晒伤（尤其是眼睛或生殖器）或继发感染时，应及时转诊至家庭医生，并且需要短期内（最多 3 日）口服糖皮质激素（如泼尼松，1mg/kg，每日 1 次）。

光毒性或光变反应的临床应用

光毒反应具有剂量依赖性，只要应用了足够剂量的光敏物，几乎任何人都可能发生。产生光毒反应的剂量因人而异，但主要取决于以下因素：肤色、头发和眼睛的颜色、通常晒黑的能力、皮肤的光感型及紫外线的剂量。光毒反应并非免疫介导的或真正意义上的过敏反应，它们可以发生在首次使用光敏物时，而且通常与其他化学制剂无交叉过敏。

光毒反应通常发生迅速，往往发生在紫外线暴露后几个小时以内，多呈现出红斑、疼痛、刺痛或烧灼等强烈的晒伤反应。病变较重时也可以出现起疱、脱皮以及色素沉着等表现[27,28]。相关症状通常在初次暴露后 24~48 小时内达峰，通常仅局限于紫外线照射的区域。由于光毒反应并不涉及免疫系统，之前接触的光敏剂与本次光敏反应并不相关。常见的导致光毒性的药物包括氟喹诺酮类、四环素、磺胺类抗菌药物、利尿剂、磺酰脲类、非甾体抗炎药。

从临床角度来讲，皮肤光敏不同于光毒反应，多表现为强烈的瘙痒以及皮炎湿疹[28]。瘙痒多出现于皮疹之前，而且往往可在一小时内消退。有 5%~10% 的案例中，尽管引起皮肤光敏的光敏物已经消除，皮肤光敏仍然持续存在[27]。皮肤光敏不具有剂量依懒性，其发生通常由光敏物通过交叉过敏反应所引起。作为Ⅳ型迟发型变态反应，由于免疫反应过程需要一定时间，通常皮肤光敏的发生会延迟 1~3 日。皮肤光敏可表现为黄斑、大疱或紫癜性病变。急性荨麻疹多发生在紫外线照射后的数分钟内。皮肤光敏的恢复过程较光毒反应慢，即使光敏物去除后皮肤光敏反应仍可持续存在。这些反应可表现为红斑以及继发于炎症反应的水肿，但是最常见的是湿疹、以红斑为特征，而皮肤瘙痒（病变可能很重），丘疹、水疱或两者都有，并伴有漏液、渗液和结痂，晚些时还会发生脱皮、苔藓样变和色素沉着。

案例 42-4

问题 1： D. L. 是个 16 岁少年，金发，蓝眼睛，属于Ⅱ型光感型皮肤。此次表现为严重的晒伤。据他讲述，他两天前找到了一个暑假工作，该工作需要暴露于强光下。他很吃惊此次晒伤会如此严重，这次病变比以往同等光照下的反应要严重。在制定治疗建议之前，你需要进一步了解哪些信息？

由于 D. L. 描述此次症状不同于以往情况，需要进一步了解当前发病的病史。此次疾病的病史信息相当重要，包括光照与症状出现的时间关系、症状的性质和持续时间、近期口服或局部用药史、可能接触的光敏剂、化学物质或者引起接触性皮炎的植物（如毒葛）以及节肢动物咬伤的可能性等。体格检查获得的信息也很重要，主要包括晒伤反应的分布和形态以及其他部位区域的反应。

药物诱导的光敏反应通常表现的晒伤反应要比正常情况下光照或者晒黑箱引起的皮疹的严重。该反应可能继发于口服药物。记住这些具有光敏潜力的化学物质很重要，这些化学物质主要存在于化妆品、洗发露、润肤乳、染发剂或染料、肥皂及其他的外用制剂。

药物诱导的光敏反应可分为光毒反应和光敏反应。同一种药物既可以光毒反应，也可以引起光敏反应。临床上有时候很难将两者区分开来。

案例 42-4,问题 2：通过进一步的询问,你发现 D. L. 在开始他的户外新工作数小时以内即在手和前臂、颈部的前面部分以及部分面颊处出现了红斑,并伴有疼痛。除了红斑之外,他的症状还包括即可出现的刺痛和灼烧感。症状持续到次日早晨,并有所加重。D. L. 并不能回忆起曾经口服或局部应用过什么药物,也不记得接触过任何化学物质、有毒的常春藤和橡树。皮肤损害的形态类似于严重的晒伤。D. L. 的前臂和手掌部的皮肤病变强度较面部和颈部严重。他的颈部的后面部分和其他有衣服覆盖的部分皮肤正常。他的严重晒伤反应的原因可能是什么?

D. L. 严重的晒伤反应的原因可能是光毒反应,继发于接触了含有补骨脂素类的化学物质的植物。这些植物可能是其在户外花园或温室工作中接触到的。光敏反应可能是引起 D. L. 其他症状的另一个原因。尽管比光毒反应少见得多,光敏反应的发生需要先前的或更长时间暴露于光敏物中。

据推测,D. L. 可能在接触到含补骨脂素的植物,并同时暴露于阳光下。他的手掌、前臂、颈部及面颊部等不寻常的病变分布范围,以及未接触到植物或者光照的皮肤没有病变、光照与症状出现的时间关系,都是高度提示发生光毒反应的鉴别诊断。由于症状出现和接触光照以及含有补骨脂素类的化学物质的植物之间的时间上没有延迟,D. L. 不太可能是发生了光敏反应。不同于光毒反应,光敏反应可以扩散至没有光照的皮肤,然而,D. L. 的病变仅限于光照部位皮肤。

案例 42-4,问题 3：此时你会向 D. L. 提供哪些非药物性的补救措施?

针对光毒反应和光变反应的治疗,通常的建议主要是移除潜在的光敏物和减少光照。在患者没有咨询其家庭医生以减少光敏物的接触之前应该告知其不应使用任何药物,包括口服和外用制剂。他应该穿长袖衬衫、长裤以及戴手套,以减少接触植物中的光敏物。同时他也应该应用广谱的防晒产品来保护皮肤免受紫外线(UVB 和 UVA)的损害。如果以上这些措施仍不能进一步预防其光敏反应的发生,那么 D. L. 应该考虑换一个不同类型的工作。他出现的症状应该以类似于严重晒伤的方式来处理。

光老化

发病率、患病率和流行病学

光老化(或皮肤的过早衰老)所涉及到的皮肤的改变

不同于正常生理状态下的老化[130,131]。除年龄的增长之外,与皮肤光老化有关的危险因素包括白皙的皮肤类型、性别、过度暴露、吸烟[115,132]。光老化和光损伤可能可以预防皮肤癌的发生或发展,因此光老化及光损伤被认为是医学问题,而不仅仅是出于对化妆及美丽的考虑。

病因学

正常的皮肤老化过程包括细纹的出现、真皮的萎缩以及皮下脂肪组织的减少,最终导致了皮肤细胞的减少[131]。光老化是由于长期紫外线照射、氧自由基活化而引起长期炎症状态,最终导致了皮肤高代谢状态[133]。皮肤光损伤的组织学特点是皮肤增厚和结缔组织纤维的退行性变(弹力纤维增生)[131]。在正常皮肤组织中,Ⅰ型胶原纤维占主要地位,而在光损伤的皮肤中,Ⅲ型胶原纤维的量增加了 4 倍,而基质中Ⅰ型胶原纤维的量有所下降[110]。这些结缔组织的退行性变很可能是由于炎症部位皮肤的极度活跃的成纤维细胞或者通过细胞内渗透出来的酶的降解作用所致。此病变过程中弹性结缔组织取代了真皮上层的胶原蛋白[133],故蛋白多糖和多糖组成的基质在光老化的皮肤中含量也急剧增加[6]。真皮内毛细血管扩张和迂曲最终导致微血管扩张、紫癜和瘀斑[131]。最终表皮逐渐增厚、表皮细胞增生和新生物形成。一生中,大剂量的 UVA 和 UVB 的积累以及红外线的辐射都与光老化皮肤的这些改变的原因密切相关[6]。

光损伤皮肤的改变以皱纹形成、发黄和松弛为特点。轻度病变的皮肤变得不规则色素沉着、粗糙、干燥和细纹。中度病变的皮肤则表现为深皱纹、松弛、增厚、皮革样变及血管损害[131]。大量不可逆的、严重的病变表现为深皱纹和永久性不规则色素沉着,有可能进展为癌前病变或者发生癌变[131]。光损伤最常见的影响部位包括面部、颈部的后面、手掌和手臂的背部、女性颈部的 V 型区域以及男性脱发区域头部皮肤。

光老化的临床应用

案例 42-5

问题 1：P. B. 是一位 38 岁的女性,她多年来参加了许多的户外活动。她生活在一个气候温和、炎热、夏天阳光明媚和冬天寒冷的地方。由于皮肤皱纹和肤色的变化,她感觉自己要比同龄女性显老。她的面部皮肤发黄,眼角和嘴唇的细纹尤为明显。她的面部、手掌和前臂也出现了棕色的小斑点。P. B. 有着浅色皮肤,属于Ⅲ型光感型皮肤类型,并且对肥皂、浓化妆品及香水敏感。对于 P. B. 的光老化的治疗,你有什么非处方性的建议?

许多非处方性制剂被称为药妆品,是指含有生物活性成分的化妆品,旨在减轻皮肤老化的迹象。这些产品包括 α-羟基酸、视黄醇、维生素 C、透明质酸、脂肪酸。其中被广泛使用的是 α-羟基酸和多羟基酸。含正常浓度(5% ~ 17%)果酸类(α-羟基酸)和多羟基酸类的产品主要用于减轻损害皮肤的外观表现,而高浓度时由于其角质特性而用作脱皮剂。有研究表明,它们可以减轻皮肤粗糙和发黄,但是在皱纹和日光性角化中的作用甚小[131,134]。局部多羟基酸以及脂肪酸也能改善皮肤质地及细纹[135-137]，辅酶 Q_{10} 衍生物（艾地苯醌）可改善皮肤粗糙度，细纹同时增加皮肤保湿度[138]。对于选择这些产品的消费者，应该强烈建议他们选择防晒系数在 15~30 的产品，能够帮助吸收更多的紫外线。这些产品并不受 FDA 的管理，缺乏足够的证据证明它们的效果，但是价格多较昂贵。应该重视应用前面讲到的防护措施以预防紫外线的损害。

案例 42-5,问题 2：你有想要推荐给 P. B. 与其家庭医生讨论的处方类产品吗？

目前市售的产品中有几种外用维生素 A 衍生物制剂（维 A 酸类）对改善光老化迹象有效（见第 41 章）。维 A 酸（全反式维 A 酸）可以作为霜剂（0.02%、0.025%、0.0375%、0.05% 和 0.1%）、凝胶 [0.01%、0.025%、0.04%（凝胶微球）、0.08%（凝胶微球）、0.1%（凝胶微球）] 来使用。他扎罗汀（0.05% 或 0.1% 的霜剂，0.1% 泡沫剂，0.05% 或 0.1% 凝胶）与维 A 酸是 FDA 唯一许可的两种用于光老化的局部维 A 酸类药物，目前只能作为霜剂使用。这些药物通过减轻光老化相关的细纹、斑点色素沉着以及皮肤粗糙，部分逆转光老化的临床和组织学改变，其作用机制包括抑制了金属蛋白酶的表达等[139-142]。维 A 酸的其他好处还包括促进新生真皮胶原纤维和血管的形成、减少雀斑的数量和减轻雀斑黑化程度、促进退化的结缔组织纤维的吸收以及治疗癌前病变和癌变组织[143]。在一个最初的临床试验中，所有受试者（100%）均显示出光老化迹象的改善，其中 53% 的受试者改善较明显，其余受试者均有轻微的改善。根据临床相关指标的评估，面部皮肤发黄的迹象改善最为明显，随着受试者健康状况的好转，面部皮肤逐渐呈现出玫瑰红[140]。这些药物比非处方产品如视黄醇酯、视黄醇和视黄醛中的类维生素 A 更有效，因此产生更长远的效果。

案例 42-5,问题 3：P. B. 是使用外用维 A 酸产品治疗的合适人选（如维 A 酸）吗？

外用维 A 酸治疗最适用于年龄在 50 至 70 岁之间的、中至重度光老化的患者，以及光老化患者初始改变预防性使用[139]。最近，P. B. 注意到了她的皮肤改变与早期光老化表现一致，因此她是使用外用维 A 酸预防性治疗的合适人选。通过治疗可以改善她的皮肤发黄现象、减轻面部和前臂的斑点以及眼角和嘴角的细纹，同时也能防止目前皮肤光老化的进一步恶化。

案例 42-5,问题 4：P. B. 的家庭医生想向你咨询维 A 酸的推荐剂量，你有什么建议？

由于外用维 A 酸的疗效和副作用都呈剂量依赖性，最终的目的是在引起皮肤最小刺激的前提下通过使用最大治疗剂量从而获得最大的疗效。由于 P. B. 的皮肤对肥皂、浓化妆品以及香水敏感，她的皮肤很可能也容易受到维 A 酸的刺激。因此，从低浓度剂型开始治疗是合适的（如 0.025% 维 A 酸霜，或者选用另一种维 A 酸类药物他佐罗汀霜 0.5%）。这些药物通常是每晚睡前使用。但在某些情况下，起始治疗阶段时经常隔日一次晚上睡前使用，直至皮肤适应的药物刺激性影响。刺激发生可能性取决于赋形剂的类型，而不是药物的浓度[143]。霜剂或微球凝胶最少引起皮肤刺激反应，可以作为 P. B. 的首选初始治疗药物。微球凝胶剂型首选用于持续性痤疮或有局灶性光化性病变的患者。年轻患者往往推荐使用凝胶制剂，因该剂型无残留，且与大多数化妆品相容。溶液和凝胶剂型在老年人油性、增厚和色素沉着的皮肤中有更好地耐受性。

案例 42-5,问题 5：你正在给 P. B. 配制维 A 酸乳膏（0.025%）。使用中有哪些建议提供给 P. B.？

在睡前面部使用维 A 酸乳膏之前，P. B. 应该用指尖和肥皂轻轻的清洗面部然后用毛巾拍打并擦干皮肤。如果用手指清洗面部时不能去除干燥、脱皮的皮肤，可以用毛巾轻轻的擦拭面部。需要治疗部位的皮肤角质层比较脆弱，如果 P. B. 清洗的时候不够小心很有可能导致皮肤糜烂。清洗结束 15 分钟后，她应该使用豌豆大小剂量的乳膏涂抹于前额，然后均匀的涂抹至整个面部。涂抹靠近眼睛和嘴唇部位的区域时要格外小心，因为维 A 酸可引起黏膜的刺激和灼烧感。

首次使用维 A 酸的 3~5 日内可能出现皮肤刺激症状，多在 1~3 个月内消退。刺激症状可表现为红斑、脱皮、烧灼感和刺痛。如果 P. B. 感到明显不适，她可以以一个较慢的时间周期重新开始使用该药。例如首次使用的 2 周内可以每隔 1 日或每隔 2 日的频率使用该药，从而减少对皮肤的刺激。她也可以局部应用糖皮质激素乳膏（如 1% 氢化可的松乳膏）。当她开始耐受该治疗方案时，维 A 酸乳膏的使用频率和浓度应该慢慢调整，直至皮肤出现轻微脱屑或偶尔出现轻度红斑。光损伤区域可以涂抹较厚的维 A 酸乳膏。在接受 9~12 个月的治疗后，她的治疗开始进入维持期。在此期间，维 A 酸乳膏可以每周使用 2~3 日，并需要长期维持。

由于这些药物会导致皮肤干燥，P. B. 应该在白天使用保湿霜，帮助减少皮肤的干燥和刺激症状。因为保湿霜产生的 pH 和维 A 酸乳膏不兼容，而且很可能稀释外用维 A 酸的浓度，不提倡晚上使用保湿霜。随着皮肤角质层的变薄，P. B. 的皮肤更容易遭受紫外线辐射的影响。出于这个原因，P. B. 白天应该开始预防性使用防晒产品，以防止进一步的光损害。考虑到她的皮肤类型（Ⅲ型）以及过早老化的皮肤改变，P. B. 适合应用防晒系数在 30 以上的防晒产品。应告知 P. B. 不应该因缺乏明显的改善而放弃治疗。她的皮肤损伤轻微，治疗反应也是渐进的，而且治疗目的之一也是防止进一步的光损害。治疗早期，由于角质层的形成，她的皮肤皱纹实际上可能会恶化。P. B. 应避免面部桑拿和使用刺激性的肥皂和化妆品。维 A 酸被认为是致畸的，尽管风险与更常用于痤疮的口服剂型密切相关，但通常应避免在任何怀孕或计划怀孕的患者中使用[144]。

烧伤

发病率、患病率和流行病学

在美国,每年约有 486 000 人发生烧伤[145]。虽然烧伤患者的住院率和死亡率在逐年下降,急诊就诊人数却在逐渐增加,其中 40 000 人仍需要住院治疗。烧伤引起的每年死亡人数在 3 200 左右[146]。随着烧伤中心的多学科发展,以及烧伤的病理生理学的发展,Ⅱ度及Ⅲ度烧伤患者生存率在过去 30 年里提高了 5~6 倍[147]。2015 年全美烧伤年度报告中回顾了 2005—2014 年的急性烧伤入院患者的数据[147]。主要的发现如下:

■ 超过68%的烧伤患者是男性。平均年龄 32 岁。5 岁以下的幼儿占 19%,60 岁以上占 13%。

■ 两个最常见的烧伤病因是火/火焰及烫伤,约占 80%,烫伤最常见于 5 岁以下的儿童。火/火焰是其他年龄段烧伤的主要原因。

■ 超过 75%的报告显示总烧伤面积小于体表面积(TBSA)的 10%,死亡率 0.6%,火/火焰的总死亡率分别为 3.2%和 5.7%。

■ 报告显示 73%的烧伤发生在家中,22%的烧伤是意外事故造成,与工作无关。

烧伤程度,轻则仅为表皮损伤,重则可因接触到高温固体和液体、蒸汽、化学制剂、电或其他如紫外线或红外线辐射之类的物理因素,而导致大面积的皮肤坏死。报道的虐待儿童的案例中 8%~12%存在烧伤,这也引起医务人员的关注[148]。17 到 30 岁之间的青少年和成年人的烧伤事件通常与易燃液体有关,但是随着衣服布料中阻燃成分的使用,因服装燃烧而引起的死亡人数逐年下降。年龄过小或过大者、男性、黑人和社会地位低下者烧伤发生率很高,此外,嗜酒者、智障儿童或有烧伤史的儿童烧伤发生率也很高[149]。

烧伤案例住院的主要原因是由于其引起的并发症,包括水电解质平衡失衡、代谢紊乱、呼吸衰竭、败血症、瘢痕和功能障碍。大多数烧伤是轻微的,在门诊处理即可,对烧伤患者的严重程度进行仔细而准确的评估及恰当的护理是治疗的保障。

在美国,因为有更好的预防措施(烟雾探测器,水温控制条例,限制吸烟),严重烧伤事件正在减少。烧伤处理技术的改善如药物治疗、局部抗菌药物使用、早期切除、清除失活组织、皮肤移植或人造皮肤也使得严重烧伤事件发生率下降[150,151]。

病因学

损伤区域

皮肤是有利的保护屏障,使其下各器官系统机体免受创伤、温度变化、有害渗透、水分、湿度、辐射和微生物侵袭等有害因素的伤害(参见第 39 章,图 39-1)。皮肤还参与碳水化合物、蛋白质、脂肪和维生素 D 的代谢;产生润滑皮肤的物质;参与机体的免疫反应,具有感觉功能。

热引起的烧伤可以用不同的损伤区描述[152]。损伤部位的最边缘区域是充血区。该区的组织以炎症性改变为特征,仅有很少量的组织受损。烧伤停滞带是烧伤的下一个区域,由充血区延伸而来。此区域的病变涉及组织损伤缺血和血管的不完全栓塞。该损伤区的血管内皮细胞破损会进一步促进血管内血栓形成,导致进一步的缺血、细胞凋亡及烧伤创面的加深。这个进一步损伤的过程可在烧伤后的 24~48 小时内发生。烧伤创面变干或感染不利于损伤组织内血流的重建,从而进一步使创面加深。烧伤中央区或凝固坏死区以血管栓塞和组织坏死为特征。这个区域吸收大部分热量,组织损伤最严重。轻微的烧伤往往只累及最边缘区域,而严重的烧伤常包含所有损伤的三个区域。

烧伤程度

九分法

体表面积(TBSA)被用于评估烧伤皮肤面积的大小。烧伤表面积按照占体表面积的百分比来确定烧伤的严重程度。九分法能大致估算出烧伤的大小。烧伤的严重程度与烧伤的体表面积(TBSA)和烧伤深度成正比。成人的 TBSA 可以由"九分法"来估算:一侧上肢占 9%,头颈部占 9%,一侧下肢占 18%,躯干前面和背面各占 18%,会阴部占 1%[153]。因为 10 岁以下的儿童身体各部位所占比例与成人不同,其 TBSA 比例需有所调整。因此,该人群主要使用 Lund-Browder 图表[154]。刚出生时,婴儿的头部约占 TBSA 的 19%,每增加一岁,头部所占比例减少 1%,而下肢的占总体表面积(TBSA)的比例增加 1%。根据此方法能很快评估烧伤面积所占比例。

烧伤的分级

烧伤亦可根据组织损伤的深度分类。在烧伤发生的 24~48 个小时以内,由于组织水肿、持续的组织缺血和感染的存在,且这些病变又能进一步导致创面加深,烧伤创面深度的确定存在一定困难。同一烧伤区域的组织破坏深度各有不同,而且皮肤表面的病变特征与深层组织损伤不相称,这些都增加了烧伤评估的难度[152]。

Ⅰ度烧伤

Ⅰ度烧伤为表皮浅层的损伤,常见的如轻度晒伤。烧伤的皮肤不形成水疱,可有红斑和轻微疼痛。一般在 3~4 日后愈合,不留瘢痕。

Ⅱ度烧伤

Ⅱ度烧伤可浅可深,主要取决于真皮受累的深度。浅Ⅱ度烧伤仅累及表皮和真皮的浅层。创面常见红斑、水疱和渗出,伴有剧烈疼痛,并且对外界刺激非常敏感。红斑受压褪色,毛囊、汗腺和皮脂腺常不受累。浅Ⅱ度烧伤多在 3 周内愈合,可形成浅瘢痕。深Ⅱ度烧伤累及真皮深层组织,有时很难与Ⅲ度烧伤区别。创面苍白、微湿、触之较韧、压之不褪色。痛觉较浅Ⅱ度减轻。有些部位对刺激不敏感。深Ⅱ度烧伤愈合缓慢,常超过 35 天,可伴焦痂形成、严重的瘢痕挛缩以及毛囊、汗腺和皮脂腺的永久性丧失。

Ⅲ度烧伤

　　Ⅲ度烧伤多为全层皮肤组织破坏,累及所有的皮肤成分。创面蜡白、灰色或褐色,干燥且缺乏弹性。深压时可有疼痛。如果创面较小,愈合过程多在几个月以上,多由创面边缘的上皮细胞爬行而修复,愈合后多形成瘢痕挛缩。Ⅲ度烧伤的修复多采用切除创面和创面植皮的方法,以防止皮肤挛缩[155]。

Ⅳ度烧伤

　　除了失活组织深达皮下、筋膜以及骨骼外,Ⅳ度烧伤和Ⅲ度烧伤很相似。创面焦黑、干燥,而无痛觉(由于神经末梢的破坏),继发感染的风险很高。

严重烧伤的并发症

体液丢失

　　严重烧伤时,血管活性物质的释放以及毛细血管损伤造成大量体液、血浆、电解质积聚于血管外隙,结果造成局部或全身水肿。体液的重新分布意味着大量体液、电解质以及伤口聚集的蛋白的丢失,所有这些都能导致血容量显著下降、心输出量减低以及组织器官灌注不足。在严重烧伤的前24~48小时内,必须充分补液以代偿丢失的体液,以避免休克、多器官功能衰竭甚至死亡的发生[156]。

感染

　　休克纠正之后,感染成为了威胁烧伤患者生命的最主要的因素,其中烧伤引起的脓毒血症和肺炎是致死的首要原因[156]。烧伤患者皮肤和呼吸道的局部机械性屏障常被损坏,致使这些普通部位成为致命的感染灶。烧伤区域的血液循环障碍,使得细胞免疫和体液防御机制的功能失常,增加了感染的易感性。坏死组织和渗出液成为了细菌良好的培养基。如果未及时局部应用抗生素,革兰阳性菌很快会在创面定植繁殖,烧伤5天后革兰阴性杆菌的感染占优势[156]。全身应用抗菌药物在Ⅳ度烧伤中的作用有限,一般只用于由伤口组织活检证实的感染,即该处每克组织载菌量大于10⁵[157]。局部应用抗生素、伤口局部护理以及严格的感染控制措施是控制烧伤创面感染的关键。在没有明确的感染灶时,坏死组织是引起长期脓毒血症的源头[156]。因为这个原因,同时也为了控制感染,很多烧伤中心已经开始采取早期切除坏死组织和植皮保护创面的方法。

吸入性损伤

　　烧伤合并吸入性损伤常导致死亡率的大大增加。吸入的烟雾或火焰常造成支气管黏膜的损伤,可引起支气管痉挛、黏膜溃疡、细胞膜损伤、水肿和纤毛清除功能障碍。即使轻微烧伤的患者也可能发生吸入性损伤,并且常需要住院治疗。在烧伤的24~48小时内,肺损伤的早期症状(声音嘶哑、呼吸困难、呼吸急促和喘息)可不明显,所以对怀疑有吸入性损伤患者(即面部烧伤或烧伤现场)必须仔细检查。鼻毛烧焦、烟灰色舌或口咽及上呼吸道黏膜水肿是吸入性损伤的特征。吸入性损伤的诊断主要靠经纤维支气管镜检查,治疗措施主要包括气管插管和机械通气。维持烧

伤患者的体液状态的稳定是很重要的。糖皮质激素类药物并不改善烧伤患者的生存率,不应常规应用于吸入性损伤患者。糖皮质激素类会增加感染的风险,从而增加烧伤及吸入性损伤相关的发病率和死亡率[156]。

轻微烧伤的临床管理

分诊

> **案例 42-6**
>
> **问题 1**:S.T.,17岁男孩,体型不胖,刚刚被摩托车消声器烫伤了右腿。烧伤后,S.T.即刻用花园水龙软管中的冷水冲洗了小腿患处。烧伤面积约两个巴掌大小,伴有红斑和渗出。他无其他的损伤,但现在疼痛明显。S.T.无重大疾病史。他应该求助于他的保健医生吗?还是安全的自我处理创面呢?在作出这个决定时还应该考虑患者的哪些情况?

　　在向轻微烧伤患者提供治疗建议之前,准确地评估患者的情况很重要,这样才能决定他或她能否安全的自我处理患处,或者是否进一步咨询或住院治疗。烧伤的部位和严重程度、患者的年龄、健康状况以及烧伤的原因等因素都必须考虑。

美国烧伤协会治疗分级

　　美国烧伤协会建议将烧伤级别分为3类:重度烧伤、中度无并发症的烧伤、轻度烧伤[158]。

　　■ 重度烧伤:Ⅱ度烧伤面积成人>25%TBSA(儿童>20%);Ⅲ度烧伤面积≥10%TBSA;累及手掌、面部、眼部、耳部、足部和会阴部,并导致其功能或外观受损的烧伤;高压电损伤;合并有吸入性损伤、重大创伤或高危患者(老年患者和体质衰弱者)的烧伤。

　　■ 中度无并发症的烧伤:Ⅱ度烧伤面积15%~25%TBSA(儿童10%~20%);Ⅲ度烧伤面积2%~10%TBSA;未累及特殊功能区的烧伤,如眼部、耳部、面部、足部或会阴部。

　　■ 轻度烧伤:Ⅱ度烧伤面积<15%TBSA(儿童<10%);Ⅲ度烧伤面积<2%TBSA;未累及特殊功能区的功能或外观的烧伤。

　　如无其他创伤,无颈部、躯干、手臂或下肢周围的烧伤或者能够依从治疗时,轻度烧伤的患者多在门诊接受治疗。由保健医生初步评估后,烧伤患者可以自我处理烧伤面积<1%的Ⅱ度或Ⅲ度烧伤。

　　重度或中度无并发症的烧伤必须住院处理。所有烧伤面积超过3%的深Ⅱ度或Ⅲ度烧伤均建议转入外科处理。

　　美国烧伤协会和美国外科医师协会建议,符合下列任一标准的所有急性烧伤患者都应该转诊到烧伤中心处理[159]。

　　■ 烧伤面积>20%的局部皮层烧伤,患者年龄在10~50岁;

　　■ 烧伤面积>10%的局部皮层烧伤,患者年龄<10岁或>50岁;

　　■ 任何年龄的烧伤面积大于5%的Ⅳ度;

■ 手掌、面部、眼睛、耳朵、会阴部或大关节部位的局部皮层或全层烧伤；

■ 高压电损伤的患者，包括雷电电击伤；

■ 腐蚀性化学物质的严重烧伤患者；

■ 合并多发伤的患者，且烧伤是造成死亡的最大危险因素（在这种情况下，如果创伤造成即刻危险较大，患者可先在创伤中心治疗，病情稳定后再转诊到烧伤中心）；

■ 合并吸入性损伤的患者；

■ 合并重大疾病的患者可能会增加治疗的难度、延长愈合时间或者导致死亡；

■ 缺乏专业护理人员或设备的医院的患儿；

■ 需要特殊的社会支持、情感支持或长期康复支持的烧伤患者，包括可疑的儿童虐待或滥用药物的情况。

年龄及疾病相关性建议

2 岁以下的婴幼儿和老年烧伤患者应该被认真评估，因为这些患者可能无法忍受与烧伤相关的任何创伤。除了医疗因素外，因涉嫌虐待儿童而引起的儿童烧伤应该住院治疗并给予法律、心理和其他的保护。伴有其他疾病状况可能会增加烧伤并发症的发生或延缓伤口的愈合，如糖尿病、心血管疾病、免疫缺陷性疾病（如 HIV 相关性疾病，正在接受化疗的患者）、肾脏疾病、肥胖或者酒精中毒。

病因学

处理烧伤患者时，烧伤的病因应该被考虑在内，因为它能使我们更加深入了解烧伤的临床表现以及烧伤的管理。电烧伤时，由于表皮的损伤可能只发生在电流入口和出口的部位，其损伤看起来似乎很表浅。然而，这类烧伤可能会导致深层的神经和肌肉组织的广泛损害，这些损害刚开始往往表现得不明显。除极轻微的电烧伤外，这些患者应该接受进一步的评估。S. T. 是浅 II 度烧伤，烧伤面积超过体表面积的 2%。尽管 S. T. 的腿部烧伤是由热损伤引起的，而且创面相对轻微，他仍需接受进一步的评估和治疗。

治疗

案例 42-6，问题 2： S. T. 的烧伤该如何治疗？还有哪些可供选择的治疗措施？应该向 S. T. 询问哪些免疫接种史？

治疗及即可处理的目的

I 度和 II 度烧伤的治疗目的是缓解烧伤引起的疼痛、防止伤口干燥、创面的加深和感染的发生，为伤口愈合营造一个保护性环境。创面即可的处理应该是冷敷、湿敷或浸泡于冷水中。

S. T. 立即用冷水冲洗了创面，阻止了烧伤进一步向深层组织扩散，并缓解了烧伤所致的疼痛。接下来，烧伤区域应该用温和性（低敏）的肥皂（如 Basis，Purpose）和清水冲洗。然后灭菌的、非粘连性的凡士林的细孔纱布敷料（Xeroflo，Kendall；3% 三溴酚铋）覆盖在伤口上。这种敷料能够防止纱布与创面粘连，但可允许创面渗液顺着敷料自由的排出，防止浸渍的发生。

应该在凡士林油纱上再覆以可吸收纱布，然后用绷带包裹一下，把敷料固定在适当的位置。外层敷料不能太紧，而且应该每 48 小时清创一次，并检查创面有无感染迹象，然后重新更换敷料。如果 S. T. 的伤口仍持续渗液，那么应该用浸有清水、生理盐水或复方醋酸铝溶液（稀释 1∶20 或 1∶40）的毛巾浸润创面，每次持续 15～30 分钟，每天至少 4 次（参考 39 章）。应该避免使用黄油、油脂或类似的家庭治疗，因为这些措施会使得热能持续残留在创面，可能会增加热损伤的区域。由于烧伤患者容易继发破伤风感染，如果 S. T. 近 10 年内没有接种过破伤风疫苗，他应该接受破伤风类毒素的治疗。

皮肤替代品和合成敷料

皮肤替代品的发展进步为寻找一个皮肤替代品以完全模仿真皮和表皮的相互作用和功能。虽然尚未研发成功，但已经有越来越多的合成产品和生物产品在治疗烧伤患者时发挥了重要的作用[159]。目前的一些产品形式如下。

尸体皮

新鲜尸体的皮肤（同种异体移植物）被视为暂时封闭创面的必要条件。它能够很好地附着在一个健康的伤口床上，从而减少污染，减少蛋白质、热量和水的丢失。随着技术的改进，排异反应和疾病的传播（如肝炎）可以被延迟到 3～5 周，疾病传染（如肝炎）的风险也大大减小了。

表皮替代物：同种异体表皮细胞培养移植物

累及深层皮肤组织的损伤（如 III 度或深度烧伤）会损害皮肤的愈合能力以及再生能力。烧伤切除后的自体皮肤移植被作为当前烧伤治疗的金标准。由于自体皮肤或合适的自体皮肤的缺乏，治疗烧伤就需要临时使用敷料或皮肤替代品，以促进伤口愈合、减少疼痛、防止感染和异常瘢痕形成。这些皮肤替代品包括死者的供体皮肤移植、异种移植、培养的上皮细胞和生物合成的皮肤替代品。异体移植是指移植的细胞、组织和器官来源于同一物种不同个体的供体。尸体皮肤移植是较合适并且较多使用的暂时性皮肤替代物。主要的优点包括提供皮肤保护、促进创面的上皮再生，能够充当正常的皮肤覆盖于创面直到自体移植或者获得供体。缺点是供体有限、可能造成疾病传播、排异反应以及供体的处理、储存、运输及其相关的费用昂贵。自体表皮细胞培养技术已经由单一的全层皮肤活检发展到融合角质化薄膜移植，这项技术以应用达 20 年之久，尤其适用于大面积烧伤的患者[160]。目前，培养的皮肤缺乏机械稳定性而造成覆盖物不太完美仍然是自体表皮细胞培养技术一个主要问题。因此，与同种异体表皮细胞培养移植相结合的真皮替代物（如带血管的异体真皮）的研发，可以进一步增加其机械稳定性，降低了创面的挛缩，实验源性的同种异体复合物目前仍在继续实验研究阶段[161]。

动物替代物：猪皮

来源于猪皮的异体移植物价格低廉、取材方便，目前已被广泛接受、用作暂时性皮肤替代物[161]。在 0℃ 下冰冻猪皮能够保存 6~18 个月。就像同种异体移植物一样，猪皮也具有黏附在清洁创面的特性，可以覆盖神经末梢、减少疼痛，充当自体移植物的功能，并有助于减少热量、蛋白质和电解质的丢失。猪的异体移植皮的使用在烧伤治疗中是一种经济有效的替代方法，特别是在中度的皮肤缺失，自体移植前的覆盖和网状自体移植的保护。虽然猪皮与人类皮肤有很多生理相似性，但也容易因产生抗体而发生超急性排斥反应。可以利用预先打孔、去上皮的胶原基质可室温储存（EZ-Derm，Mölnlycke Health Care），更能防止细菌降解。

真皮替代物：同种异体真皮移植物

不同于表皮，真皮可以表现为非细胞形态，而仍发挥其基本的保护和支持作用。去除真皮层细胞后，它的抗原成分也随之被去除了，因此异体移植可以不发生排异反应。同种异体真皮移植的原理是将超薄（0.01cm）的网状自体移植物被加在同种异体真皮上，该方法提供的皮肤质量可与厚中厚皮片移植相媲美。同种异体真皮移植（Life-Cell）是储藏的、冻干的、脱细胞的人类尸体真皮基质层。Integra（Integra LifeSciences）是一种交联牛的多孔基质肌腱胶原蛋白与糖胺聚糖及半透性聚硅氧烷（硅胶）层。这种材料的内层是由 2mm 厚的从牛组织中分离出来的胶原纤维和含有 70~200μm 的能使宿主血管增生的小孔的氨基葡萄糖-6-硫酸软骨素的复合物组成。材料的外层是 0.2mm 厚的模拟正常的上皮细胞并具有气体传输作用的有机硅聚合物。这一网状双层结构允许引流伤口渗出物，并为伤口表面提供了一个灵活的贴壁覆盖物。胶原-葡糖胺聚糖可生物降解基质为细胞侵袭和毛细血管生长提供了支架[161]。

半合成或合成敷料

Biobrane（Smith & Nephew），是由硅树脂黏结在尼龙网上构成的，常被用于局部全层烧伤。它是一种双层的、半合成的暂时性皮肤替代物[162,163]。它的黏着因为胶原肽黏在尼龙底层上面而变得容易。这种替代品已经显示出与冷冻的人类同种异体移植物有同样的效果。在自体移植前，这种替代物作为暂时性皮肤替代物覆盖于切除的创面[163]。其他生物敷料为 AWBAT（Aubrey）and AWBAT Plus（Aubrey），材质为硅胶-尼龙胶原。Silon TSR（BioMed Sciences）是一种合成共聚物，是一种临时的皮肤替代物，具有弹性、渗透性和细菌隔离。这些药物在大约 2 周内随着创面的再生而脱落[162]。

对于浅度及中度烧伤，可以购买非处方药，Duoderm（ConvaTec）是一种水状胶体敷料，而 OpSite（Smith & Nephew）和 Tegaderm（3M）是人造橡胶的聚氨酯薄膜。Comfeel（Coloplast）是一种聚氨酯半透性膜，表面包有一层富有弹性的交叉结合的粘性团块，团块内含有羧甲基纤维素钠（NaCMC）作为主要的吸收剂和凝胶形成剂。本产品可允许水蒸气透过，但渗出物和微生物不能透过。在出现渗出液时，NaCMC 吸收液体后膨胀，在创面上形成一种不分解、无残留的粘性凝胶。

透明质酸

由成纤维细胞产生，这组真皮基质对无瘢痕胎儿创面愈合有促进作用，也用作商业上的真皮填充物。透明质酸可以通过链球菌发酵或从公鸡鸡冠中提取，它可以作为胶质细胞的骨架（Laserskin）、脱细胞真皮基质（Hyalomatrix）以及细胞真皮基质（Hyalogr aft-3D）[164]。

治疗 S. T. 的 Ⅱ 度烧伤还可以选择使用合成敷料和局部抗菌药物。合成敷料作为皮肤替代品，适用于新鲜、清洁和湿润的伤口。它们被裁剪成伤口大小的尺寸覆盖于创面上，并保持在适当的位置，直至创面愈合或敷料从创面上自然脱落。应用于浅 Ⅱ 度烧伤时，合成敷料能够保持伤口温暖、湿润，促进创面愈合。这些敷料能够使伤口的感染率显著降低，减少更换敷料次数，减轻疼痛和减少电解质、蛋白的丧失。

组织工程皮肤生物敷料

组织工程皮肤生物敷料（如 Dermagraft，Organogenesis；OASIS Wound Matrix，Smith & Nephew）在治疗烧伤、慢性溃疡、手术伤口以及其他的脱皮性皮肤病中有一定的前景[165,166]。使用合适的生物活性基质促进伤口愈合和实现皮肤再重建的原理现已被很好的阐述。细胞成分从预先存在邻近组织中的细胞群迁移到伤口上。越来越多的证据表明，循环系统中的骨髓干细胞和先前存在的器官特异性干细胞可都以促进组织的再生[165]。

外用抗菌药物

磺胺嘧啶银

1%磺胺嘧啶银霜［Silvadene，generic；Aquacel Ag（hydrofiber dressing with silver）；ConvaTec］是常被选择使用的药物，因为它具有广谱抗革兰氏阳性和阴性菌的活性，可以理想的穿透焦痂，而且使用和清洗方便，且不引起疼痛。磺胺嘧啶银霜是混合于水的 1%磺胺嘧啶银悬浮液。由于水溶性较差，活性成分仅能扩散至焦痂。在热烧伤后即可涂抹于伤口处，磺胺嘧啶银乳膏能有效的阻止伤口处细菌的繁殖，为内焦痂的形成提供条件。本剂的优点是涂抹于创面时不造成酸碱失衡及电解质紊乱，且不引起疼痛。因其含有磺胺嘧啶基团，磺胺嘧啶银乳膏的局限性包括可能引起过敏反应、伤口银染、局部高渗、高铁血红蛋白血症和先天性葡萄糖-6-磷酸脱氢酶缺乏症患者的溶血[167]。白细胞减少症，以前被认为是使用磺胺嘧啶银相关的不良事件，主要发生在烧伤治疗中同时使用了其他外用药物的时候[167]。一项对磺胺嘧啶银使用疗效的回顾性研究证据表明：磺胺嘧啶银虽然具有抗菌活性，但并无直接证据表明其与正常敷料相比能够降低感染发生率和改善伤口的愈合[168]。在中度烧伤中，与磺胺嘧啶银相比，使用 Aquacel 银可减少 100%的再上皮化烧伤，疼痛更少[169]。该药物不能涂抹于眼睛或嘴巴周围，不能用于对磺胺类药物过敏的患者、孕妇或哺乳期妇女。

醋酸磺胺米隆

醋酸磺胺米隆（磺胺米隆）是一种 11.1%的水液乳膏剂，或 5%粉溶液剂。最近一项针对儿童烧伤人群的调查显示，使用 2.5%的溶液，改变菌血症或伤口感染的发生率没有改变，也没有出现不良药物事件[170]。作为一种水溶性制剂，磺胺米隆能够自由的扩散，并在焦痂处以及存活和失活组织交界面达到有效抗菌浓度,从而在细菌入侵增殖前起到保护作用。由于这一特性,在治疗烧伤创面污染严重、烧伤后延误治疗或焦痂处已经存在大量细菌生长的患者,磺胺米隆是最好的选择。其不良反应包括:7%患者(通常对抗组胺药敏感者)发生过敏反应;用在局部皮层烧伤的创面上时会出现持续20~30分钟的疼痛或不适感(这很少是停药的原因);抑制碳酸酐酶活性。碳酸酐酶活性抑制可产生早期重碳酸盐性多尿和烧伤后过度通气的加重。血清碳酸氢盐水平整体下降会使患者极易从碱中毒迅速转变成酸中毒的状态。如果在使用磺胺米隆的过程中出现酸中毒,那么用药频率应该减少到每日1次,或暂停用药24~48小时,如有必要可以使用缓冲剂,并努力提高肺功能。

无论是外用磺胺嘧啶银或磺胺米隆,都应在伤口初步清创或护理后立即用无菌手套在创面涂抹0.3cm厚的一层乳膏。为了确保长期的局部疗效,12小时后应该在衣服摩擦掉药物的创面再涂抹一次药物。外用药膏应每天清洗一次,动作要轻柔,清洗时再次检查伤口。应该给出血或疼痛部位进行清创,无需麻醉。清创后应该再次涂抹外用乳膏。

在S.T.烧伤案例中,如果医生认为他存在感染的特殊风险,那么可以在门诊治疗时选择使用磺胺嘧啶银乳膏。在使用时主要在伤口上涂抹一层薄薄的乳膏,然后覆盖上可吸收的纱布,再用纱布绷带包裹。为了保持磺胺嘧啶银乳膏的生物活性,敷料必须每天更换两次。局部应用杆菌肽或多黏菌素B以及杆菌肽的复方制剂都是透明制剂,由于疗效有限,仅用于面部创面较小的Ⅱ度烧伤。

口服镇痛药和外用防护剂

S.T.的烧伤疼痛可口服非处方类止痛药、阿司匹林、对乙酰氨基酚或布洛芬治疗。如果这些药物不能充分缓解疼痛,羟考酮或对乙酰氨基酚(或同类制剂)可能效果更好一些[171]。外用防护剂,如尿囊素,炉甘石,白凡士林或氧化锌,在治疗Ⅰ度烧伤和轻微的Ⅱ度烧伤时是安全、有效的。这些药物保护伤口免受摩擦引起的机械性刺激,并可以防止角质层干燥。

伤后护理

伤后护理是整个烧伤管理中必不可少的部分,能充分确保伤口后续的愈合,包括心理支持。良好的烧伤护理,有助于缓解身体不适、疼痛和疤痕形成,促进伤口的良好愈合,也将为患者提供心理上的获益。愈合的伤口应该定期保湿。皮肤瘙痒是烧伤后的一个主要问题。为了减轻瘙痒可以使用保湿剂,必要时可以口服抗组胺药[172]。避免光照将有助于预防进一步的热损伤或烧伤区的色素沉着改变。烧伤患者应尽可能避免光照,推荐使用SPF50以上的防晒产品[173]。如果烧伤表面发生改变(如皮肤增厚、出现水泡或出现新的伤口),建议患者返回治疗中心进行再次评估。

(熊喜喜 译,张吉 校,鲁严 审)

参考文献

1. Rigel DS. Cutaneous ultraviolet exposure and its relationship to the development of skin cancer. *J Am Acad Dermatol.* 2008;58(5, Suppl 2):S129.
2. Centers for Disease Control and Prevention (CDC). Vital signs: melanoma incidence and mortality trends and projections-United States, 1982-2030. *MMWR Morb Mortal Wkly Rep.* 2015;64:1–6.
3. Department of Health and Human Services. *The Surgeon General's Call to Action to Prevent Skin Cancer.* Washington, DC: U.S. Department of Health and Human Services, Office of the Surgeon General; 2014. www.surgeongeneral.gov/library/calls/prevent-skincancer/call-to-action-to-prevent-skin-cancer.pdf. Accessed May 15, 2015.
4. Bylaite M et al. Photodermatoses: classification, evaluation and management. *Br J Dermatol.* 2009;161(Suppl 3):61.
5. Holman DM et al. Pattersns of sunscreen use on the face and other exposed skin among US adults. *J Am Acad Dermatol.* 2015;73(1):83–92.
6. Harmful effects of ultraviolet radiation. Council on Scientific Affairs. *JAMA.* 1989;262(3):380.
7. Mahmoud BH et al. Impact of long-wavelength UVA and visible light on melanocompetent skin. *J Invest Dermatol.* 2010;130(8):2092.
8. Wang SQ et al. Photoprotection: a review of the current and future technologies. *Dermatol Ther.* 2010;23(1):31.
9. Consensus Development Panel. National Institutes of Health summary of the consensus development conference on sunlight, ultraviolet radiation, and the skin. *J Am Acad Dermatol.* 1991;24(4):608.
10. Diffey BL. Human exposure to solar ultraviolet radiation. *J Cosmet Dermatol.* 2002;1(3):124.
11. Leiter U, Garbe C. Epidemiology of melanoma and nonmelanoma skin cancer—the role of sunlight. *Adv Exp Med Biol.* 2008;624:89.
12. Murphy GM. Ultraviolet radiation and immunosuppression. *Br J Dermatol.* 2009;161(Suppl 3):90.
13. Ashwell M et al. UK Food Standards Agency Workshop Report: an investigation of the relative contributions of diet and sunlight to vitamin D status. *Br J Nutr.* 2010;104(4):603.
14. Norval M et al. The effects on human health from stratospheric ozone depletion and its interactions with climate change. *Photochem Photobiol Sci.* 2007;6(3):232.
15. Steinbrecht W et al. Ozone and temperature trends in the upper stratosphere at five stations of the Network for the Detection of Atmospheric Composition Change. *Int J Remote Sens.* 2009;30(15/16):3875.
16. Rivas M et al. Prediction of skin cancer occurrence by ultraviolet solar index. *Oncol Lett.* 2012;3(4):893–896.
17. United States Environmental Protection Agency. SunWise Program. http://www.epa.gov/sunwise/uviresources.html. Accessed May 22, 2015.
18. Quan T et al. Ultraviolet irradiation induces CYR61/CCN1, a mediator of collagen homeostasis, through activation of transcription factor AP-1 in human skin fibroblasts. *J Invest Dermatol.* 2010;130(6):1697.
19. Fourtanier A et al. Protection of skin biological targets by different types of sunscreens. *Photodermatol Photoimmunol Photomed.* 2006;22(1):22.
20. Lee TK et al. Occupational physical activity and risk of malignant melanoma: the Western Canada Melanoma Study. *Melanoma Res.* 2009;19(4):260.
21. Hemminski K et al. Familial invasive and in situ squamous cell carcinoma of the skin. *Br J Cancer.* 2003;88(9):1375.
22. High WA, Robinson WA. Genetic mutations involved in melanoma: a summary of our current understanding. *Adv Dermatol.* 2007;23:61.
23. Rass K, Reichrath J. UV damage and DNA repair in malignant melanoma and nonmelanoma skin cancer. *Adv Exp Med Biol.* 2008;624:162.
24. Norval M et al. The human health effects of ozone depletion and interactions with climate change. *Photochem Photobiol Sci.* 2011;10:199.
25. Sacca SC et al. Gene-environment interactions in ocular diseases. *Mutat Res.* 2009;667(1/2):98.
26. Bosnar D. Sunshine on holidays—eye risks. *Coll Antropol.* 2007;31(Suppl 1):49.
27. Elkeeb D et al. Photosensitivity: a current biological overview. *Cutan Ocul Toxicol.* 2012;31(4):263.
28. Dawe RS, Ibbotson SH. Drug-induced photosensitivity. *Dermatol Clin.* 2014;32(3)363-8.
29. Onoue S et al. Drug-induced phototoxicity; an early in vitro identification of phototoxic potential of new drug entities in drug discovery and development. *Curr Drug Saf.* 2009;4(2):123.
30. Moyal DD, Fourtanier AM. Broad-spectrum sunscreens provide better protection

from solar ultraviolet-simulated radiation and natural sunlight-induced immunosuppression in human beings. *J Am Acad Dermatol.* 2008;58(5 Suppl2):S149.

31. Darlington S et al. A randomized controlled trial to assess sunscreen application and beta carotene supplementation in the prevention of solar keratoses. *Arch Dermatol.* 2003;139(4):451.

32. Hawk JLM. Cutaneous photoprotection [editorial]. *Arch Dermatol.* 2003;139(4):527.

33. Jain SK, Jain NK. Multiparticulate carriers for sun-screening agents. *Int J Cosmet Sci.* 2010;32(2):89.

34. Kütting B, Drexler H. UV-induced skin cancer at workplace and evidence-based prevention. *Int Arch Occup Environ Health.* 2010;83(8):843.

35. Gorham ED et al. Do sunscreens increase risk of melanoma in populations residing at higher latitudes? *Ann Epidemiol.* 2007;17(12):956.

36. Westerdahl J et al. Sunscreen use and malignant melanoma. *Int J Cancer.* 2000;87(1):145.

37. Diffey BL. Sunscreens and melanoma: the future looks bright. *Br J Dermatol.* 2005;153(2):378.

38. Bauer J et al. Effect of sunscreen and clothing on the number of melanocytic nevi in 1,812 German children attending day care. *Am J Epidemiol.* 2005;161(7):620.

39. Manganoni AM et al. Repeated equally effective suberythemogenic exposures to ultraviolet (UV)A1 or narrowband UVB induce similar changes of the dermoscopic pattern of acquired melanocytic nevi that can be prevented by high-protection UVA-UVB sunscreens. *J Am Acad Dermatol.* 2008;58(5):763.

40. Dennis LK et al. Sunscreen use and the risk of melanoma: a quantitative review. *Ann Intern Med.* 2003;139(12):966.

41. Roberts WE. Skin type classification systems old and new. *Dermatol Clin.* 2009;27(4):529,viii.

42. Gallagher RP et al. Broad-spectrum sunscreen use and the development of new nevi in white children: a randomized controlled trial. *JAMA.* 2000;283(22):2955.

43. Harrison SL et al. Baseline survey of sun-protection knowledge, practices and policy in early childhood settings in Queensland, Australia. *Health Educ Res.* 2007;22(2):261.

44. Geller AC et al. Skin cancer prevention and detection practices among siblings of patients with melanoma. *J Am Acad Dermatol.* 2003;49(4):631.

45. Geller AC et al. Sun protection practices among offspring of women with personal or family history of skin cancer. *Pediatrics.* 2006;117(4):e688.

46. Garoli D et al. Sunscreen tests: correspondence between in vitro data and values reported by the manufacturers. *J Dermatol Sci.* 2008;52(3):193.

47. Diffey BL. When should sunscreen be reapplied? *J Am Acad Dermatol.* 2001;45(6):882.

48. Autier P et al. European Organization for Research and Treatment of Cancer Melanoma Co-operative Group. Quantity of sunscreen used by European students. *Br J Dermatol.* 2001;144(2):288.

49. Teichmann A et al. Investigation of the homogeneity of the distribution of sunscreen formulations on the human skin: characterization and comparison of two different methods. *J Biomed Opt.* 2006;11(6):064005.

50. Kong BY et al. Assessment of consumer knowledge of new sunscreen labels. *JAMA Dermatol.* 2015;151(9):1028–1030.

51. Wright MW et al. Mechanisms of sunscreen failure. *J Am Acad Dermatol.* 2001;44(5):781.

52. Diaz A et al. The Children and Sunscreen Study: a crossover trial investigating children's sunscreen application thickness and the influence of age and dispenser type. *Arch Dermatol.* 2012;148:606–612.

53. Petersen B et al. Sunscreen use and failures—on site observations on a sun-holiday. *Photochem Photobiol Sci.* 2013;12:190–196.

54. Petersen B, Wulf H. Application of sunscreen-theory and reality. *Photodermatol Photoimmunol Photomed.* 2014;30:96–101.

55. Faurschou A, Wulf HC. The relation between sun protection factor and amount of sunscreen applied in vivo. *Br J Dermatol.* 2007;156(4):716.

56. Food and Drug Administration, Sunscreen Drug Products for Over-the-Counter Human Use; Proposed Amendment of Final Monograph; Proposed Rule. Federal Register 21 CFR Parts 347 and 352. http://edocket.access.gpo.gov/2007/pdf/07–4131.pdf. Accessed May 10, 2015.

57. Department of Health and Human Services: Food and Drug Administration. Sunscreen drug products for over-the-counter human use; final rules and proposed rules. *Fed Regist.* 2011;76(117):35620–35665. Accessed May 10, 2015.

58. US Congress Senate. Health, Education, Labor, and Pensions. 2014. *Sunscreen Innovation Act.* 113th Congress. S2141.

59. Michele TM. Shedding some light on FDA's review of sunscreen ingredients and the Sunscreen Innovation Act. FDA Voice Blog. February 24, 2014. http://blogs.fda.gov/fdavoice/index.php/2015/02/shedding-some-light-on-fdas-review-of-sunscreen-ingredients-and-the-sunscreen-innovation-act/. Accessed August 22, 2015.

60. FDA Website. Regulatory Policy Information for the Sunscreen Innovation Act.

http://www.fda.gov/Drugs/GuidanceComplianceRegulatoryInformation/ucm434843.htm. Accessed June 1, 2015.

61. Poh Agin P. Water resistance and extended wear sunscreens. *Dermatol Clin.* 2006;24(1):75.

62. Lowe NJ. An overview of ultraviolet radiation, sunscreens, and photo-induced dermatoses. *Dermatol Clin.* 2006;24(1):9.

63. Shaw T et al. True photoallergy to sunscreens is rare despite popular belief. *Dermatitis.* 2010;21(4):185.

64. Pentinga SE et al. Do 'cinnamon-sensitive' patients react to cinnamate UV filters? *Contact Dermatitis.* 2009;60(4):210.

65. Avenel-Audran M. Sunscreen products: finding the allergen.... *Eur J Dermatol.* 2010;20(2):161.

66. Singh M, Beck MH. Octyl salicylate: a new contact sensitivity. *Contact Dermatitis.* 2007;56(1):48.

67. Kullavanijaya P, Lim HW. Photoprotection. *J Am Acad Dermatol.* 2005;52(6):937.

68. Shaw DW. Allergic contact dermatitis from octisalate and cis-3-hexenyl salicylate. *Dermatitis.* 2006;17(3):152.

69. Nash JF. Human safety and efficacy of ultraviolet filters and sunscreen products. *Dermatol Clin.* 2006;24(1):35.

70. Schram SE et al. Allergic contact cheilitis from benzophenone-3 in lip balm and fragrance/flavorings. *Dermatitis.* 2007;18(4):221.

71. Deleo VA. Photocontact dermatitis. *Dermatol Ther.* 2004;17(4):279.

72. Janjua NR et al. Systemic absorption of the sunscreens benzophenone-3, octyl-methoxycinnamate, and 3- (4-methyl-benzylidene) camphor after whole-body topical application and reproductive hormone levels in humans. *J Invest Dermatol.* 2004;123(1):57.

73. Wang SQ et al. In vitro assessments of UVA protection by popular sunscreens available in the United States. *J Am Acad Dermatol.* 2008;59(6):934.

74. Chang NB et al. Skin cancer incidence is highly associated with ultraviolet-B radioation history. *Int J Hyg Environ Health.* 2010;8(5, Suppl 2):S129.

75. Chatelain E, Gabard B. Photostabilization of butyl methoxydibenzoylmethane (Avobenzone) and ethyl-hexyl methoxycinnamate by bis-ethylhexyloxyphenol methoxyphenyl triazine (Tinosorb S), a new UV broadband filter. *Photochem Photobiol.* 2001;74(3):401.

76. Fourtanier A et al. Sunscreens containing the broad-spectrum UVA absorber, Mexoryl SX, prevent the cutaneous detrimental effects of UV exposure: a review of clinical study results. *Photodermatol Photoimmunol Photomed.* 2008;24(4):164.

77. Nohynek GJ et al. Grey goo on the skin? Nanotechnology, cosmetic and sunscreen safety. *Crit Rev Toxicol.* 2007;37(3):251.

78. Matsui MS et al. Non-sunscreen photoprotection: antioxidants add value to a sunscreen. *J Investig Dermatol Symp Proc.* 2009;14(1):56.

79. Sadrieh N et al. Lack of significant dermal penetration of titanium dioxide from sunscreen formulations containing nano- and submicron-size TiO_2 particles. *Toxicol Sci.* 2010;115(1):156.

80. Senzui M et al. Study on penetration of titanium dioxide (TiO(2)) nanoparticles into intact and damaged skin in vitro. *J Toxicol Sci.* 2010;35(1):107.

81. Cross SE et al. Human skin penetration of sunscreen nanoparticles: in-vitro assessment of a novel micronized zinc oxide formulation. *Skin Pharmacol Physiol.* 2007;20(3):148.

82. Schilling K et al. Human safety review of "nano" titanium dioxide and zinc oxide. *Photochem Photobiol Sci.* 2010;9(4):495.

83. Mavon A et al. In vitro percutaneous absorption and in vivo stratum corneum distribution of an organic and a mineral sunscreen. *Skin Pharmacol Physiol.* 2007;20(1):10.

84. Chen L et al. The role of antioxidants in photoprotection: a critical review. *J Am Acad Dermatol.* 2012;67(5);1013–1024.

85. Burke KE. Interaction of vitamins C and E as better cosme-ceuticals. *Dermatol Ther.* 2007;20(5):314.

86. Murray JC et al. A topical antioxidant solution containing vitamins C and E stabilized by ferulic acid provides protection for human skin against damage caused by ultraviolet irradiation. *J Am Acad Dermatol.* 2008;59(3):418.

87. Scheuer E, Warshaw E. Sunscreen allergy: a review of epidemiology, clinical characteristics, and responsible allergens. *Dermatitis.* 2006;17(1):3.

88. McFadden JP et al. Clinical and experimental aspects of allergic contact dermatitis to para-phenylenediamine. *Clin Dermatol.* 2011;29(3):316–324.

89. Jansen R et al. Photoprotection: part II. Sunscreen: development, efficacy, and controversies. *J Am Acad Dermatol.* 2013;69:867.e1–e14.

90. Julian E et al. Pediatric sunscreen and sun safety guidelines. *Clin Pediatr* 2015;54(12):1133-40. doi:10.1177/0009922815591889.

91. U.S. Food and Drug Administration. Should you put sunscreen on infants? Not usually. http://www.fda.gov/ForConsumers/ConsumerUpdates/ucm309136.htm. Updated May 6, 2014. Accessed August 26, 2015.

92. Hexsel CL et al. Current sunscreen issues: 2007 Food and Drug Administration sunscreen labelling recommendations and combination sunscreen/insect repellent products. *J Am Acad Dermatol.* 2008;59(2):316.

93. Berneburg M, Surber C. Children and sun protection. *Br J Dermatol.* 2009;161(Suppl 3):33.

94. Ghazi S et al. What level of protection can be obtained using sun protective clothing? Determining effectiveness using an in vitro method. *Int J Pharm.* 2010;397(1/2):144.

95. Dadlani C, Orlow SJ. Planning for a brighter future: a review of sun protection and barriers to behavioral change in children and adolescents. *Dermatol Online J.* 2008;14(9):1.

96. Van den Keybus C et al. Protection from visible light by commonly used textiles is not predicted by ultraviolet protection. *J Am Acad Dermatol.* 2006;5(1)4:86.

97. Sarkar AK. An evaluation of UV protection imparted by cotton fabrics dyed with natural colorants. *BMC Dermatol.* 2004;4(1):15.

98. Gambichler T et al. Role of clothes in sun protection. *Recent Results Cancer Res.* 2002;160:15.

99. Edlich RF et al. Revolutionary advances in sun-protective clothing—an essential step in eliminating skin cancer in our world. *J Long Term Eff Med Implants.* 2004;14(2):95.

100. Schleyer V et al. Prevention of polymorphic light eruption with a sunscreen of very high protection level against UVB and UVA radiation under standardized photodiagnostic conditions. *Acta Derm Venereol.* 2008;88(6):555.

101. Schneider J. The teaspoon rule of applying sunscreen. *Arch Dermatol.* 2002;138(6):838.

102. Lademann J et al. Sunscreen application at the beach. *J Cosmetic Dermatol.* 2004;3(2):62.

103. Pruim B, Green A. Photobiological aspects of sunscreen re-application. *Australas J Dermatol.* 1999;40:14–18.

104. De Villa D et al. Reapplication improves the amount of sunscreen, not its regularity, under real life conditions. *Photochem Photobiol.* 2011;87:457–460.

105. Pruim B et al. Do people who apply sunscreens, re-apply them? *Australas J Dermatol.* 1999;40:79–82.

106. Russak JE et al. A comparison of sunburn protection of high-sun protection factor (SPF) sunscreens: SPF 85 sunscreen is significantly more protective than SPF 50. *J Am Acad Dermatol.* 2010;62(2):348.

107. Sliney DH. Photoprotection of the eye UV radiation and sunglasses. *J Photochem Photobiol.* 2001;64(2/3):166.

108. Gerber B et al. Ultraviolet emission spectra of sunbeds. *Photochem Photobiol.* 2002;76(6):664.

109. Culley CA et al. Compliance with federal and state legislation by indoor tanning facilities in San Diego. *J Am Acad Dermatol.* 2001;44(1):53.

110. Fisher GJ et al. Mechanisms of photoaging and chronological skin aging. *Arch Dermatol.* 2002;138(11):1462.

111. Levine JA et al. The indoor UV tanning industry: a review of skin cancer risk, health benefit claims, and regulation. *J Am Acad Dermatol.* 2005;53(6):1038.

112. Lazovich D et al. Indoor tanning and risk of melanoma: a case-control study in a highly exposed population. *Cancer Epidemiol Biomarkers Prev.* 2010;19(6):1557.

113. Robinson JK et al. Indoor tanning knowledge, attitudes, and behavior among young adults from 1988–2007. *Arch Dermatol.* 2008;144(4):484.

114. Guy GP Jr et al. Recent changes in the prevalence of and factors associated with frequency of indoor tanning among US adults. *JAMA Dermatol.* 2015;151(11):1256–1259. doi:101.1001/jamadermatol.2015.1568.

115. Kann L et al. Youth risk behavior surveillance—United States, 2013. *MMWR Surveill Summ.* 2014;63(Suppl 4):1–168.

116. Fell GL et al. Skin beta-endrophin mediates addiction to UV light. *Cell.* 2014;17(7):127–1534.

117. Warthaw MM et al. UV light tanning as a type of substance-related disorder. *Arch Dermatol.* 2005;141(8):963.

118. Poorsattar SP, Hornung RL. UV light abuse and high-risk tanning behavior among undergraduate college students. *J Am Acad Dermatol.* 2007;56(3):375.

119. Heckman CJ et al. A preliminary investigation of the predictors of tanning dependence. *Am J Health Behav.* 2008; 32(5):451.

120. Ashrafioun L, Bonar EE. Tanning addiction and psychopathy: further evaluation of anxiety disorders and substance abuse. *J Am Acad Dermatol.* 2014;70(3):473–480.

121. Hillhouse J et al. Evaluating a measure of tanning abuse and dependence. *Arch Dermatol.* 2012;148(7):815–819. doi:10.1001/archdermatol.2011.2929.

122. General and plastic surgery devices: reclassification of ultraviolet lamps for tanning, henceforth to be known as sunlamp products and ultraviolet lamps intended for use in sunlamp products. US Food and Drug Administration. Final Order. *Fed Regist.* 2014;79(105):31205–31214.

123. Mays D, Kraemer J. FDA regulation of indoor tanning devices and opportunities for skin cancer prevention. *JAMA.* 2015;313(24):2423–2424.

124. Food and Drug Administration. Quality control guide for sunlamp products. 1988. http://www.fda.gov/downloads/MedicalDevices/DeviceRegulationand-Guidance/GuidanceDocuments/UCM119279.pdf. Accessed May 10, 2015.

125. US Food and Drug Administration. Sunless tanners & bronzers. http://www.fda.gov/Cosmetics/ProductsIngredients/Products/ucm134064.htm. Accessed August 27, 2015.

126. Han A, Maibach HI. Management of acute sunburn. *Am J Clin Dermatol.* 2004;5(1):39.

127. Warshaw EM et al. Patch-test reactions to topical anesthetics: retrospective analysis of cross-sectional data, 2001 to 2004. *Dermatitis.* 2008;19(2):81.

128. Zug KA et al. Patch-test results of the North American Contact Dermatitis Group 2005–2006. *Dermatitis.* 2009;20(33):149.

129. Faurschou A, Wulf HC. Topical corticosteroids in the treatment of acute sunburn: a randomized, double-blind clinical trial. *Arch Dermatol.* 2008;144(5):620.

130. Farage MA et al. Clinical implications of aging skin: 3 cutaneous disorders in the elderly. *Am J Clin Dermatol.* 2009;10(2):73.

131. Antoniou C et al. Photoaging: prevention and topical treatments. *Am J Clin Dermatol.* 2010;11(2):95.

132. Green AC et al. Factors associated with premature skin aging (photoaging) before the age of 55: a population-based study. *Dermatology.* 2011;222(1):74–80.

133. Burke KE, Wei H. Synergistic damage by UVA radiation and pollutants. *Toxicol Ind Health.* 2009;25(4/5):219.

134. Green BA et al. Clinical and cosmeceutical uses of hydroxyacids. *Clin Dermatol.* 2009;27(5):495.

135. Fitzpatrick RE, Rostan EF. Double blind, half face study comparing topical vitamin C and vehicle for rejuvenation of photodamage. *Dermatol Surg.* 2002;28:231–236.

136. Humbert PG et al. Topical ascorbic acid on photoaged skin: clinical topographical and evaluation: double blind study vs placebo. *Exp Dermatol.* 2003;12:237–244.

137. Beitner H. Randomised placebo-controlled, double blind study on the clinical efficacy of a cream containing 5% alpha-lipoic acid related to photoageing of facial skin. *Br J Dermatol.* 2003;149:841–849.

138. Ghosh DK, Murthy UV. Antiageing benefits of a topical formulation contining coenzyme Q10: results of two clinical studies. *Cosmet Dermatol.* 2002;28:231–236.

139. Jurzak M et al. Influence of retinoids on skin fibroblasts metabolism in vitro. *Acta Pol Pharm.* 2008;65(1):85.

140. Mukherjee S et al. Retinoids in the treatment of skin aging: an overview of clinical efficacy and safety. *Clin Interv Aging.* 2006;1(4):327.

141. Talpur R et al. Efficacy and safety of topical tazarotene: a review. *Expert Opin Drug Metab Toxicol.* 2009;5(2):195.

142. Ogden S et al. A review of tazarotene in the treatment of photodamaged skin. *Clin Interv Aging.* 2008;3(1):71.

143. Leyden JJ et al. Cumulative irritation potential of topical retinoid formulations. *J Drugs Dermatol.* 2008;7(8, Suppl):S14.

144. Panchaud A et al. Pregnancy outcome following exposure to topical retinoids: a multicenter prospective study. *J Clin Pharmacol.* 2012;52(12):1844–1851.

145. National Hospital Ambulatory Medical Care Survey: 2011 Emergency Department Summary Tables. http://www.cdc.gov/nchs/ahcd/web_tables.htm#2011. Accessed May 25, 2015

146. Healthcare Cost and Utilization Project. National Inpatient Sample (HCUP-NIS: 2012 data); National Hospital Care Survey (2014 data). Rockville, MD: Agency for Healthcare Research and Quality.

147. National Burn Repository Report: Report of Data from 2005–2014, Version 11.0. Chicago, IL: American Burn Association; 2015. www.ameriburn.org/NBR.php. Accessed May 25, 2015.

148. Oral R et al. Illicit drug exposure in patients evaluated for alleged child abuse and neglect. *Pediatr Emerg Care.* 2011;27:490.

149. Peck M et al. The correlation between burn mortality rates from fire and flame and economic status of countries. *Burns.* 2013;39:1054.

150. Snell JA et al. Clinical review: the critical care management of the burn patient. *Crit Care.* 2013;17:241.

151. Wolf SE et al. On the horizon: research priorities in burns for the next decade. *Surg Clin North Am.* 2014;94:917.

152. Evers LH et al. The biology of burn injury. *Exp Dermatol.* 2010;19:777.

153. Knaysi GA, et al. The role of nines: its history and accuracy. *Plast Reconstr Surg.* 1968;41:560.

154. Yu CY et al. Human body surface area database and estimation formula. *Burns.* 2010;36:616.

155. Richards WT, et al. Acute surgical management of hand burns. *J Hand Surg*

Am. 2014;39(10):2075.

156. Spanholtz TA et al. Severe burn injuries: acute and long-term treatment. *Dtsch Arztebl Int.* 2009;106(38):607.

157. Barajas-Nava LA et al. Antibiotic prophylaxis for preventing burn wound infection. *Cochrane Database Syst Rev.* 2013;(6):CD008738.

158. Gibran NS. American Burn Association Consensus Statements. *J Burn Care Res.* 2013;34:361.

159. Kagan RJ et al. Surgical management of the burn wound and use of skin substitutes: an expert panel white paper. *J Burn Care Res.* 2013;34(2):e60.

160. Leon-Villapalos J et al. The use of human deceased donor skin allograft in burn care. *Cell Tissue Bank.* 2010;11(1):99.

161. Lohana P et al. Integra™ in burns reconstruction: Our experience and report of an unusual immunological reaction. *Ann Burns Fire Disasters.* 2014;27(1):17.

162. Jeschke MG, et al. Wound coverage technologies in burn care: established techniques. *J Burn Care Res.* 2014. doi:10.1097/BCR.0b013e3182920d29.

163. Austin RE et al. A comparison of Biobrane™ and cadaveric allograft for temporizing the acute burn wound: cost and procedural time. *Burns.* 2015;41(4):749.

164. Voigt J et al. Hyaluronic acid derivatives and their healing effect on burns, epithelial surgical wounds, and chronic wounds: a systematic review and meta-analysis of randomized controlled trials. *Wound Repair Regen.* 2012;20(3):317.

165. Lu G et al. Bioengineered skin substitutes: key elements and novel design for biomedical applications. *Int Wound J.* 2013;10(4):365.

166. Mogoşanu GD et al. Natural and synthetic polymers for wounds and burns dressing. *Int J Pharm.* 2014;463(2):127.

167. Fuller FW. The side effects of silver sulfadiazine. *J Burn Care Res.* 2009;30(3):464.

168. Hussain S, Ferguson C. Best evidence topic report. Silver sulphadiazine cream in burns. *Emerg Med J.* 2006;23(12):929.

169. Yarboro DD. A comparative study of the dressings silver sulfadiazine and Aquacel Ag in the management of superficial partial-thickness burns. *Adv Skin Wound Care.* 2013;26(6):259.

170. Ibrahim A et al. A simple cost-saving measure: 2.5% mafenide acetate solution. *J Burn Care Res.* 2014;35(4):349.

171. de Castro RJ et al. Pain management in burn patients. *Braz J Anesthesiol.* 2013;63:149.

172. Zachariah JR et al. Post burn pruritus--a review of current treatment options. *Burns.* 2012;38(5):621.

173. Bronfenbrener R. Simplifying sun safety: a guide to the new FDA sunscreen monograph. *Cutis.* 2014;93(4):E17–E19.